図解
スポーツ健康科学入門

北條達也 編著

同志社大学スポーツ健康科学部教授

金芳堂

執筆者（執筆順）

北條達也　　同志社大学スポーツ健康科学部教授

髙倉久志　　同志社大学スポーツ健康科学部助教

福岡義之　　同志社大学スポーツ健康科学部教授

稗田睦子　　豊橋技術科学大学総合教育院准教授

海老根直之　同志社大学スポーツ健康科学部准教授

上林清孝　　同志社大学スポーツ健康科学部准教授

若原　卓　　同志社大学スポーツ健康科学部准教授

松井知之　　洛和会スポーツ医科学研究所主席課長

小椋真理　　京都文教短期大学食物栄養学科教授

中村雅俊　　新潟医療福祉大学リハビリテーション学部講師

井上基浩　　明治国際医療大学鍼灸学部教授

松村英尚　　九州大学歯学部臨床教授／松村歯科医院院長

伊藤　譲　　日本体育大学保健医療学部教授

武内孝祐　　神戸国際大学リハビリテーション学部助教

井口順太　　京都先端科学大学健康医療学部准教授

糸井　恵　　明治国際医療大学整形外科学教授

巻 頭 言

　平成から令和に改元された 2019 年にラグビーワールドカップが成功裏に開催され，2020 年には TOKYO2020（東京オリパラ）の開催が予定されています．世界規模のスポーツ競技会が日本で開催されることで国民のスポーツに対する関心はこれまでにない高まりを見せ，さらなる国際的な競技会の開催やスポーツのプロ化の流れにつながろうとしています．このスポーツ人気の高まりは，競技能力の向上のためのノウハウやスポーツ傷害予防などの専門的な知識のニーズの高まりにもつながり，その解決にはスポーツ医科学に関する研究や教育の充実が重要になります．

　また，21 世紀になって日本はこれまでに経験したことのない高齢化社会を迎えています．この問題に対して政府は，高齢者介護に対する財源確保も含めて 2000 年に介護保険制度を導入し，さらに健康増進法に基づいて健康日本 21（21 世紀における国民健康づくり運動）を掲げて健康寿命の延伸をアピールして高齢者の寝たきり予防に取り組んでいます．その具体的な方法としてメタボリックシンドロームやロコモティブシンドロームを策定して，寝たきりリスクの高い状態を早期に発見し，運動習慣を含む生活習慣の指導によってその改善を試みる政策を実施しています．そのため，具体的な運動処方や運動指導をする健康運動指導士などの新たな資格も設けられました．

　これらの競技力向上，傷害予防，運動による生活習慣の改善や転倒予防に関わる人材は，機能解剖学，運動生理学，臨床医学などの医科学関連の知識を広く習得しておく必要があります．このような社会的ニーズに応えて 21 世紀になって多くの大学にこれまでの体育系学部とは一線を画した健康科学やスポーツ健康科学系の学部が創設され，トレーニング科学から医学におよぶ身体活動や健康の専門家から教育を受けた人材が輩出されるようになってきています．これらの学部でスポーツ健康科学を学ぶ人たちは，運動と健康にかかる幅広い領域の知識を学ぶ必要があります．

　本書はこれからスポーツ健康科学を学ぼうとする人たちや興味をもっておられる人たちが，関連領域の基本的な知識を広く学習し，さらには実践してもらうことも想定して，スポーツ健康科学の各領域の専門家に執筆をお願いして作成しました．特にコンディショニングに関しては，一般的な教科書には掲載されることの少ない鍼治療や歯科領域の内容も項目に加えました．

　本書作成の意図に賛同して寄稿いただいた執筆者の先生方に感謝いたしますとともに，出版にあたり多大なるご援助をいただきました金方堂の市井輝和様に深甚なる謝意を表します．本書が多くの読者の方々に裨益することを祈念して出版のご挨拶といたします．

　　令和 2 年 3 月

北 條 達 也

目　次

第1章

スポーツ健康科学を理解するための
解剖学・生理学の基本

からだの構造と機能

トレーニングやコンディショニングを理解するためには，からだの構造（解剖）とその機能（生理）の基本を理解しておくことが必須である．身体活動は，動作の種類による差はあっても，からだのすべての部分が機能的に連携して活動することによって行われる．ヒトの形態は骨格で形づくられ，骨どうしは関節でつながれ，筋肉の収縮によって動かされる．その動きを中枢神経が制御し末梢神経が伝えている．本項ではこれらのヒトのからだをつくっている骨，関節，筋肉，神経についてその構造と機能を概説する．

1 からだを形づくる主な骨

成人の骨の数は 200 余り存在する．それらをすべて記憶する必要はないが，主要な骨，重要な筋肉の骨への付着部位，さらにはスポーツ活動で傷害を起こしやすい骨やその部位は理解しておく必要がある．からだの動きから骨格や筋肉の動きをイメージできないと適切なトレーニングやコンディショニングはできない．図 1-1 に全身の骨格図を示す．

2 関節の構造と働き

関節は，骨と骨との連結部をスムーズに動かすための器官である．関節内の骨の表面には関節軟骨が存在し，軟骨の表面は平滑で摩擦抵抗の少ない構造になっている．関節の動きはこの軟骨どうしが相対して存在し，滑り合うことで行われている．合理的な身体活動のためには，一定の方向へは関節の動きが制限され，必要な方向へは広く動く機能特性が必要になる．例えば，膝は前後には曲げ伸ばし（屈伸）できるが，左右（内外反方向）へは動かない．関節の動きの制御には靭帯が主たる役割を果たしており，関節を挟む骨どうしを線維状のバンドで連結している（図 1-2）．靭帯には関節の中に存在する関節内靭帯と関節の外に存在する関節外靭帯がある．

関節軟骨には軟骨組織を栄養する血管と神経組織は存在しない．軟骨組織への栄養供給は関節液によってなされる．関節は関節包という袋に包まれて関節液が外部に漏れ出さない構造になっている．また，関節軟骨は軟骨下骨の上に石灰化層が骨と連続性を持って存在し，その上に深層・中間層・表層という構造を呈している（図 1-3）．軟骨組織はその 80％ が水分で，残りの 20％ がタイプⅡコラーゲン，ヒアルロン酸，プロテオグリカンなどから形成される軟骨基質とよばれる固形成分である．軟骨細胞は，この軟骨基質内の軟骨小腔に存在し，軟骨基質の構成成分を分泌して軟骨組織の維持の役割を担っている．前述したように軟骨組織には栄養供給のための血管組織は存在せず，軟骨細胞には軟骨基質を再生する能力はないため，変性した関節軟骨や外傷によって損傷した関節軟骨が元の軟骨組織に自然修復されることはない．再生医療の進歩により実用性のある再生軟骨組織がつくられることが期待される．

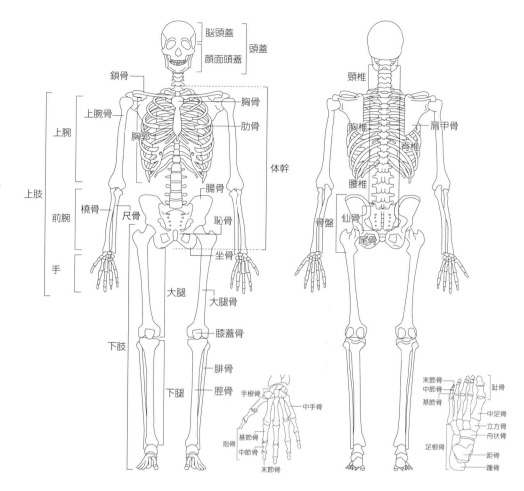

図 1-1　骨格図

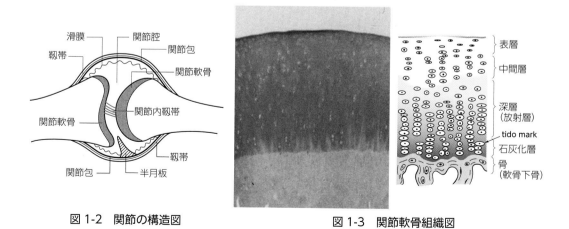

図 1-2　関節の構造図　　　　　　図 1-3　関節軟骨組織図

3　筋肉の構造と働き

　筋肉には随意的にからだを動かすために働く骨格筋，自律神経によって意思とは関係なく収縮する内臓筋，休みなく心臓を動かし続ける心筋がある．骨格筋だけでもその数は400 余りあり，図1-4 に表層に存在する主な骨格筋群を描写した全身図を提示する．

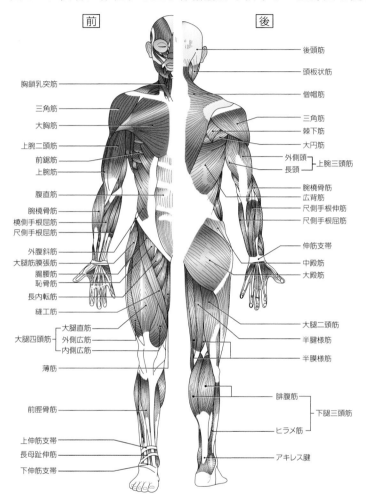

前　　　　後

後頭筋	
頭板状筋	
僧帽筋	
三角筋	
棘下筋	
大円筋	
外側頭	上腕三頭筋
長頭	
腕橈骨筋	
広背筋	
尺側手根伸筋	
尺側手根屈筋	
伸筋支帯	
中殿筋	
大殿筋	
大腿二頭筋	
半腱様筋	
半膜様筋	
腓腹筋	下腿三頭筋
ヒラメ筋	
アキレス腱	

胸鎖乳突筋
三角筋
大胸筋
上腕二頭筋
前鋸筋
上腕筋
腹直筋
腕橈骨筋
橈側手根屈筋
尺側手根屈筋
外腹斜筋
大腿筋膜張筋
腸腰筋
恥骨筋
長内転筋
縫工筋
大腿直筋
大腿四頭筋　外側広筋
内側広筋
薄筋
前脛骨筋
上伸筋支帯
長母趾伸筋
下伸筋支帯

図 1-4　全身筋肉図

❶ からだを動かす主な筋肉

　筋肉は主に筋線維で構成されるが，組織形態から骨格筋と心筋は横紋筋に，内臓筋は平滑筋に分類される（図1-5）．
　さらに筋肉は，その力を自分の意思で調節できる筋肉とできない筋肉の 2 種類に分けられる．無意識下で活動する筋を不随意筋といい，心拍数や心筋収縮力を意識的に変化させることができない心筋，血管や胃，腸など意識的に動かせない内臓筋がこれに該当する．一方，自分の意思通りに動かせる筋肉を随意筋といい，骨格筋が該当する．

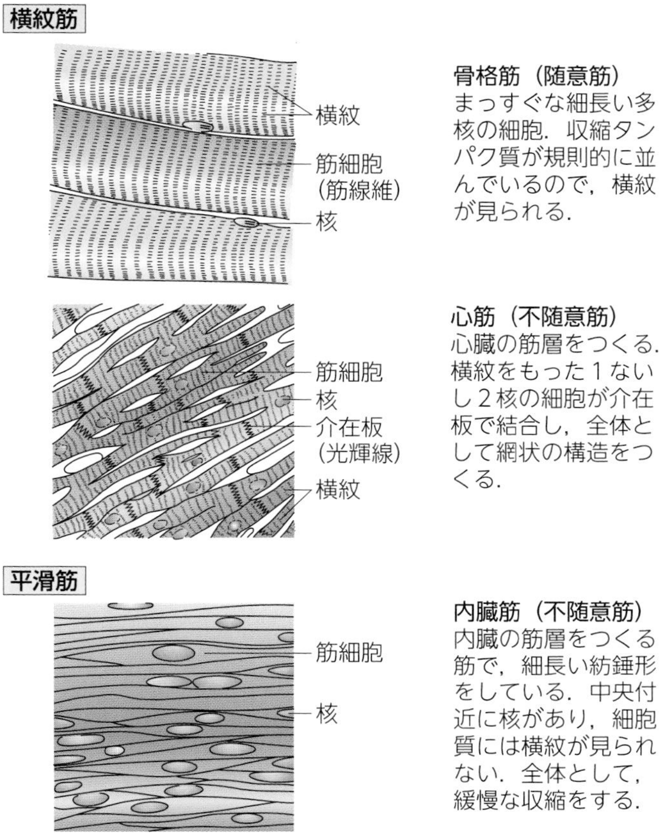

横紋筋

骨格筋（随意筋）
まっすぐな細長い多核の細胞．収縮タンパク質が規則的に並んでいるので，横紋が見られる．

— 横紋
— 筋細胞（筋線維）
— 核

心筋（不随意筋）
心臓の筋層をつくる．横紋をもった1ないし2核の細胞が介在板で結合し，全体として網状の構造をつくる．

— 筋細胞
— 核
— 介在板（光輝線）
— 横紋

平滑筋

内臓筋（不随意筋）
内臓の筋層をつくる筋で，細長い紡錘形をしている．中央付近に核があり，細胞質には横紋が見られない．全体として，緩慢な収縮をする．

— 筋細胞
— 核

図 1-5　筋肉の種類と構造

（1）骨格筋の名称と役割（表 1-1）

　骨格筋は体重の約 40％を占める生体内最大の臓器で，骨と骨をつなぎ，それが収縮することによって骨格に動きを与える．筋が付着している部位のうち，体の中心に近い方を起始，遠い方を停止といい，一般的に遠い方が動く．また，筋の起始側を筋頭，停止側を筋尾，その間の筋の中央部を筋腹という（図 1-6）．

表 1-1　骨格筋の役割

役　　割	説明の詳細
骨格の運動	筋が収縮することによって，腱を引っ張り骨格を動かす，腕を伸ばすような単純な動きもあれば，タイプを打つような複雑な動きもある．
姿勢の保持	筋の収縮によって姿勢が保持されている．例えば，読書時には頭が動いていないように見えるが，一部の筋は常に収縮していて頭を保持している．
軟部組織の保持	腹壁や骨盤底は板状の骨格筋で構成されている．これらの筋は内臓を支え，保護している．
器官系の出入口の開閉	骨格筋は消化管の出入口や膀胱の出口を輪状に取り巻いており，嚥下・排便・排尿の随意調節を行っている．
体温の維持	筋の収縮にはエネルギーが必要であるが，エネルギーが使われると一部は熱に変化する．筋収縮で発生した熱は，体温を保持するのに役立っている．

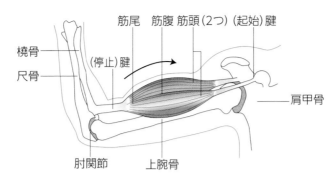

図 1-6 　筋の各部位の名称

（2）骨格筋の形状による分類

　骨格筋は筋線維が集まって筋束を形成しており，その筋束の配列や編成の違いによって平行筋，収束筋，羽状筋，輪状筋の 4 型に分類される（図 1-7）.

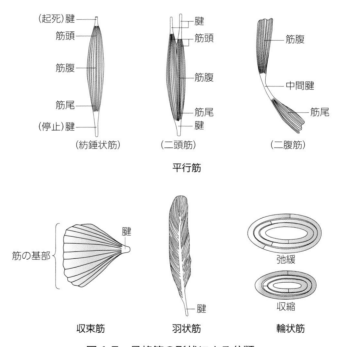

図 1-7 　骨格筋の形状による分類

1）平行筋：からだの大部分の骨格筋は平行筋であり，筋束が筋の長軸に平行な筋で，その一端から伸びる腱が骨とつながっている．両端に腱を持つ紡錘形のものはその形状から紡錘状筋とも呼ばれる．上肢や下肢にある筋は紡錘状筋が多いが，中には筋頭が複数に分かれているもの，すなわち筋頭が二つある二頭筋や三つある三頭筋も存在する．また，ひとつの筋が間に腱を挟んで筋腹が複数に分かれている筋は，筋腹が二つのものを二腹筋，それ以上を多腹筋といい，前腹壁にある腹直筋などがそれにあたる.

2）収束筋：停止腱に向かって扇状や三角形に収束する筋で，大胸筋や小胸筋が挙げられる.

3）羽状筋：羽状筋は 1 ～数本の腱が筋腹を貫き，筋束が腱に対して斜めに配列してい

る筋をいう．筋束が斜めに並んでいるため，筋束が収縮しても平行筋ほど動かない．しかし，羽状筋は同じ大きさの平行筋よりも多くの筋線維を含むので，結果的により強い張力を発揮し，代表的な筋に大腿直筋や総指伸筋が挙げられる．

4）輪状筋： 筋束が輪状に配列しており，開口部や陥凹構造の周囲を筋束が同心円状に取り巻いて，筋が収縮すると開口部の径が小さくなるように働く．消化器や尿路のような体内の通路の入口部や出口部を閉じるように働き，口輪筋や肛門括約筋などがある．

（3）主動筋と拮抗筋

　収縮によって特定の運動を引き起こす筋を主動筋，主動筋の作用と反対の作用をする筋を拮抗筋と呼び，肘関節屈曲の場合は上腕二頭筋が主動筋であり，上腕三頭筋が拮抗筋にあたる（図1-8）．

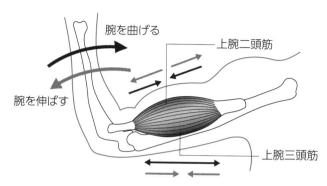

図1-8　肘関節屈曲運動における主動筋と拮抗筋

（4）関節運動の呼称と可動域

　関節を介した体の各部位の運動の呼称は，日本整形外科学会と日本リハビリテーション医学会によって用語が定められており，統一された用語の使用は専門家間のコミュニケーションに必須であるため，正確に記憶しておく必要がある．

❷ 筋肉の局所解剖

　トレーニングやコンディショニングを理解するために知っておくべき重要な筋群の存在する部位の局所解剖を解説する．

（1）体　幹

　胸郭の最前面にある大胸筋は胸筋部最大の筋で，上腕の内転，屈曲，内旋に関与する．腹部は胸部の下縁から骨盤と下肢の上縁までを指し，腹壁が腹腔を囲んでいる．腹壁の筋は前腹部と側腹部に分けられ，前腹部には多腹筋の腹直筋が存在する．側腹部には外肋間筋や内肋間筋と同じ走行パターンを示す外腹斜筋と内腹斜筋が，さらにその深層に腹横筋が存在し，これらの筋群が交差状に並んで腹壁の強化に貢献している．

　背部の筋は，外背筋と固有背筋に分けられる（図1-9，1-10）．外背筋（僧帽筋，肩甲挙筋，小菱形筋，広背筋，大菱形筋，上後鋸筋，下後鋸筋）は上肢と胸部の運動に関与する．固有背筋群はすべて深部にあり，浅層と深層の筋群に分けられる．浅層には，脊柱起立筋（棘筋，最長筋，腸肋筋）と板状筋が存在し，脊柱を背屈させる．脊柱起立筋は発達すると背部の正中線の両側に盛り上がり体表から観察できる．一方，深層の筋群には横突間筋，棘間筋，横突棘筋（回旋筋，多裂筋，半棘筋）があり，互いに結合して脊柱を安定さ

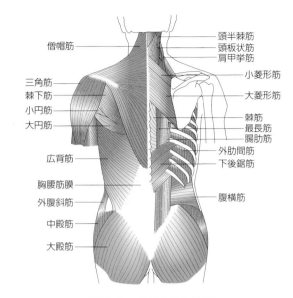

図 1-9　背部の主な筋群

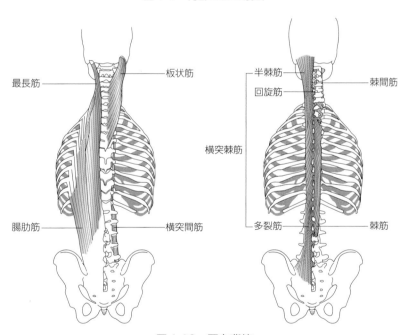

図 1-10　固有背筋

せる．肩甲骨の背面に起始し上腕骨に停止する棘上筋，棘下筋，小円筋の腱は，肋骨面から起こる肩甲下筋の腱とともに上腕骨頭を包んで肩関節を安定させる．これらの筋腱を総称して回旋筋腱板（ローテーターカフ）と呼び，投球や水泳などのオーバーヘッドで腕を回すスポーツ種目で障害が生じやすい．

（2）上　肢
　上肢の前面には上肢の各関節を屈曲させる筋群が存在し，上腕には肘関節を屈曲させる上腕筋と上腕二頭筋がある．上腕二頭筋には長頭と短頭の二つの筋頭が存在し，長頭は肩甲骨の関節上結節に，短頭は肩甲骨の烏口突起に起始して橈骨粗面に停止し，屈曲によっ

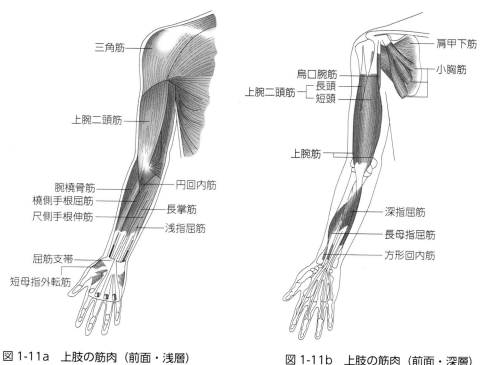

図 1-11a　上肢の筋肉（前面・浅層）

図 1-11b　上肢の筋肉（前面・深層）

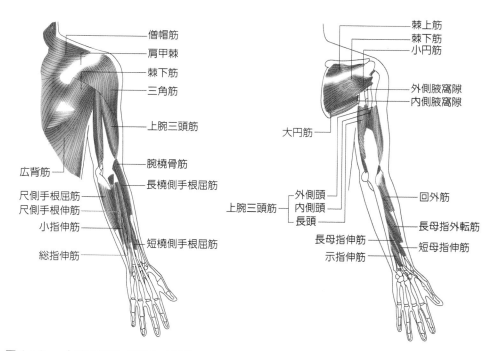

図 1-12a　上肢の筋肉（後面・浅層）

図 1-12b　上肢の筋肉（後面・深層）

ていわゆる"力こぶ"を形成する．前腕には手関節や指の関節の屈曲に関与する筋群があり，それらの多くは上腕骨内側上顆に起始する．橈側手根屈筋，長掌筋，尺側手根屈筋は前腕屈側の浅層にあり，中手骨あるいは手根骨に停止して手関節を屈曲させる．深層には遠位の関節，つまり指の末節骨に停止して指を屈曲させる深指屈筋がある．前腕を回す運

動（回内・回外）に関与する筋には，円回内筋，方形回内筋，回外筋がある（図1-11，1-12）．上腕骨遠位端の尺側にある上腕骨内側上顆と橈骨を結ぶ円回内筋は前腕を回内させ，方形回内筋は円回内筋の運動を補助する．上腕二頭筋の停止は橈骨の内側面にあるため，上腕二頭筋が収縮して肘関節が屈曲すると橈骨に回旋運動が生じ，前腕は回外する．

　上肢の後面には上肢の各関節を伸展させる筋群が存在する．その中心となる筋は上腕三頭筋で，この筋の長頭は肩甲骨に，内側頭と外側頭は上腕骨に起始し，尺骨の肘頭に停止して収縮によって前腕を伸展させる．前腕の後面には手関節を背屈させる筋群が存在する．長・短橈側手根伸筋と尺側手根伸筋はともに手関節を背屈させ，さらに前者は手関節を橈側に外転させ，後者は尺側に内転させる．

（3）下　肢

　大腿の前面には，股関節を屈曲，外転，内転させ，膝関節を伸展させる筋が存在する（図1-13）．大腿四頭筋は最大の膝関節の伸展筋であり，大腿直筋，内側広筋，中間広筋，外側広筋の四つの筋束から構成される．この筋は人体最大の種子骨である膝蓋骨を介して膝蓋腱を経て脛骨粗面に付着する．靭帯は骨と骨をつなぐもので，その意味から膝蓋腱は膝蓋靭帯とも呼ばれることがあるが，膝蓋骨が大腿四頭筋腱の中にある種子骨であることから，解剖学的には膝蓋腱となる．

　大腿の後面にある筋群の多くは寛骨に起始し，脛骨あるいは腓骨に停止し，膝関節の屈曲に作用し，さらに股関節を伸展させる働きがあり（図1-14），代表的な筋群に大腿二頭筋，半膜様筋，半腱様筋，縫工筋，膝窩筋などがある．内側には薄筋と半腱様筋が存在し，前面の縫工筋とともに脛骨の内側顆付近に三つの筋が合わさって停止する．その停止部が

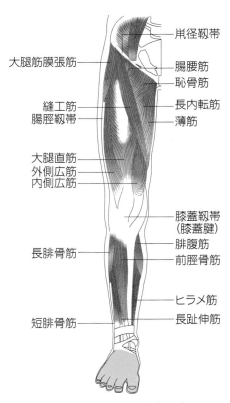

図1-13　下肢の筋肉（前面）

ガチョウの足に似た形態をとっているため鵞足とよばれ，同部位には膝のスポーツ障害（ランナー膝）のひとつである鵞足炎を生じる．外側後面には大腿二頭筋があり，この筋の短頭は後面で唯一大腿骨に起始している．また，半膜様筋，半腱様筋と大腿二頭筋はハムストリングと総称され，膝関節の屈筋として働くとともに股関節を伸展させる．内側面には，恥骨筋，長内転筋，短内転筋，大内転筋などといった内転筋群が存在し，股関節を内転させる．また，体幹のインナーマッスルとして知られる腸骨筋と大腰筋が合わさった腸腰筋は，第12胸椎〜第5腰椎に起始し，大腿骨の小転子に停止する（図1-15）．体幹保持とともに股関節屈筋として働き，特に股関節の深屈曲に寄与し，運動能力との関係性も強いと注目されている．

　下腿後面の浅層には，内側外側の腓腹筋とヒラメ筋が一緒になった下腿三頭筋があり，"ふくらはぎ"を形成している．この筋の停止腱はアキレス腱で踵骨に付着している．深層には，足趾を屈曲させる長母趾屈筋，長趾屈筋が，足関節を底屈させる後脛骨筋がある．

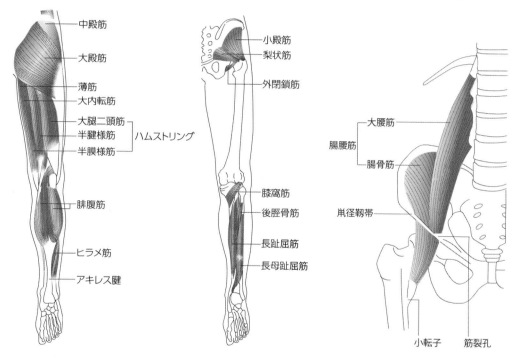

図 1-14a　下肢の筋肉（後面・浅層）図 1-14b　下肢の筋肉（後面・深層）　　図 1-15　内骨盤筋群

（4）筋肉の微細構造

　骨格筋は筋線維（骨格筋細胞）の集合体である（図1-16）．個々の筋線維の周囲には筋内膜という結合組織が取り巻き，筋線維が集まってできた束（筋束）は，その周囲が筋周膜によって包まれ，その筋束が集まってひとつの筋となる．筋全体の周囲は筋膜（筋上膜）という比較的密な結合組織の膜で包まれ，筋束が分離しないようになっている．

　筋線維（骨格筋細胞）はその大部分が筋原線維とよばれる太さの違う2種類の線維の束（アクチンとミオシン）が平衡に存在することによって構成されており，この2種類の線維が滑り込むことによって筋の収縮が生じる（sliding filament theory）．収縮のためのエネルギー供給の重要なミトコンドリアやグリコーゲン顆粒はその隙間に存在する．

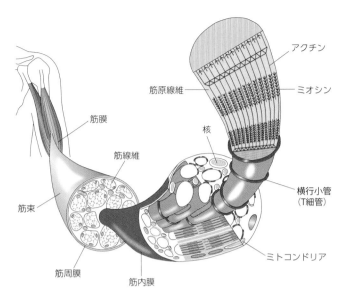

図 1-16　骨格筋の構造

（5）筋収縮のメカニズム（図1-17）

　アクチンとミオシンの滑り込みには，ミオシン頭部がアクチンに結合することが必要だが，非収縮時にはその間にトロポニンが介在して結合を阻害している．筋収縮の指令が末梢神経を介して伝達されると神経筋接合部（シナプス）でアセチルコリンが神経終末から放出され，それが筋の細胞膜上のアセチルコリン受容体に結合して筋の膜電位を上昇させることで信号が伝達される．膜電位は横細管を介して筋の内部まで伝達され，膜依存性カルシウムチャンネルを介して細胞質内へのカルシウム放出が起こる．このカルシウムがトロポニンの形態を変化させてミオシン頭部とアクチンとの結合部位が露出する．このミオシン頭部がATPが加水分解されるエネルギーによって立体構造が大きく変化し，アクチンとミオシンの滑り込みが生じ，筋収縮を生じる．膜電位上昇が終了すると筋小胞体がカルシウムイオンを再び取り込み収縮が終了し，ミオシン頭部は元の位置に戻り次の収縮の準備をする．

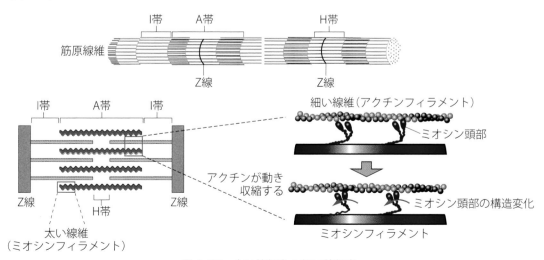

図 1-17　太い筋細糸と細い筋細糸

持久的運動パフォーマンスの向上とミトコンドリア

　身体活動には，そのエネルギー需要に見合ったアデノシン三リン酸（ATP）が必要となる．特に長時間にわたって運動を継続する場合は，ATP供給の役割をミトコンドリアに大きく依存するため，持久的トレーニングによって競技パフォーマンスが向上する背景にミトコンドリアが関与していることは容易に想像できる．

　持久的競技パフォーマンスとミトコンドリアの関連性を示す例として，遺伝子工学的手法を用いて骨格筋特異的にミトコンドリアを過剰発現させた場合に持久的競技パフォーマンスにどのような変化が生じるかを実験した研究を紹介する．

　通常マウスとミトコンドリア過剰発現マウスを疲労困憊に至るまで走行させ，その走行距離を比較して，持久的運動能力の相違を検証したもので，ミトコンドリア過剰発現マウスは通常マウスの2倍近くの距離を走行した[1]．持久的トレーニングによる骨格筋内ミトコンドリアの増加を示した実験的エビデンスは多く報告されていることから，身体に引き起こされる様々な適応（心拍出量の増加，毛細血管密度の増加，細胞内酸素運搬タンパク質の増加など）の中でも，持久的トレーニングの適応因子のひとつであるミトコンドリアの増加は，持久的運動能力の向上にとって非常に重要であることがわかる．

　また，近年の研究ではトレーニングの方法，量，期間が同じでも，実施するタイミングの違いやサプリメントの併用によってミトコンドリアの増え方が異なるという報告もある[2,3]．

　今後の研究の進歩によってミトコンドリアが増加する仕組みをより詳細に解明されれば，さらに効率的かつ効果的なトレーニング方法が提示できる可能性がある．

参考文献 ───
1）Calvo JA, et al : J Appl Physiol 104: 1304-1312, 2008.
2）Hansen AK, et al : J Appl Physiol 98: 93-99, 2005.
3）Hamidie DRR, et al : Metabolism 64: 1334-1347, 2015.

2 運動のためのエネルギー供給と利用の仕組み

1 呼吸器系の解剖と機能

　肺の機能はガス交換であり，呼吸によって酸素の取り込みと二酸化炭素の排出を行っている．吸気は気道から肺胞に流入し，酸素は血液が肺胞を移動する間に拡散作用によって肺胞－毛細関門を通過して血液に送られる．肺胞から血液に受け渡された酸素は血液循環によって全身に供給され，酸素の解離（抜き取り）は酸素解離曲線の特性に従って組織レベルまで段階的に行われていく．

❶ 肺の構造と機能

（1）気道と肺胞
　吸気した空気は喉頭から気管に入り，気管は左右の気管支に分岐する（図1-18a）．その後葉気管支から終末細気管支までつづく（図1-18b）．ここまでが吸気を運搬する気道領域で，ガス交換は行われないが，気道平滑筋によって気道抵抗が変化し，流量を調整する（図1-18a）．気道粘膜では種々の組織により異物による感染や軌道炎症から生体を防御されている．気道領域は機能的には解剖学的死腔といい約150 mL程度の体積がある．その後，肺胞管，肺胞嚢では実質的なガス交換が行われる．丸い肺胞嚢にネット状に毛細血管がはりめぐらされ，拡散によって酸素と二酸化炭素のガス交換が行われる（図1-18b）．ガス交換領域である肺胞領域の体積は約2.5〜3.0 Lである．

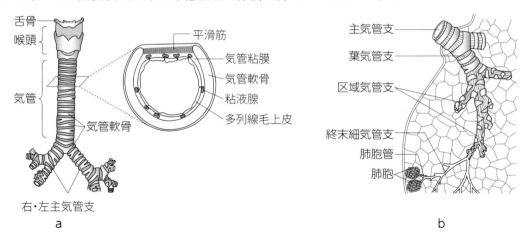

図1-18　気管と気管支

（2）肺気量分画
　1回の呼吸（1回換気量）で肺には500 mLの空気が流入し，1分間に15回（4秒に1呼吸）であれば，分時換気量は7.5 L/分となる（図1-19a）．一般に肺機能の評価はスパイロメーターを用いて肺気量分画を測定することによって行う（図1-19b）．通常の安

静呼吸を数呼吸した後，最大努力で吸気し呼出しきった状態までペンの移動幅を記録すると肺活量が計測できる．機能的残気量はスパイロメーターでは測定できないので，正確に測定するにはヘリウム希釈法を用いる．

（3）酸素の拡散

　赤血球が肺毛細管を通過する時間は約 0.75 秒であり，その間に血液中の酸素分圧（PO_2）は約 0.25 秒で肺胞と同レベルの PO_2 に達する（図 1-20）．二酸化炭素分圧（PCO_2）は，酸素の約 20 倍速やかに拡散する．運動時には血液の通過時間が約 0.25 秒にまで短縮するため，運動誘発性の低酸素血症となる場合もある．肺の拡散障害を有する患者も低酸素血症を起こしやすい．

　一方，PCO_2 の拡散は肺胞壁に対する CO_2 の溶解度が O_2 よりはるかに大きいため，分子量がほぼ同じでも CO_2 は約 20 倍速く拡散する．したがって，CO_2 の肺拡散は 0.1 秒程度で完了する．そのため，肺胞における CO_2 のガス交換では，O_2 のような問題は生じない．

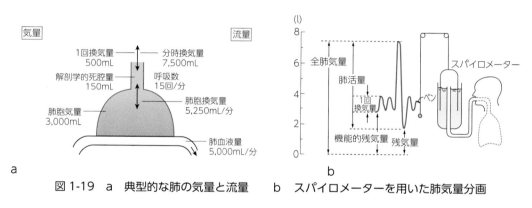

図 1-19　a　典型的な肺の気量と流量　　b　スパイロメーターを用いた肺気量分画

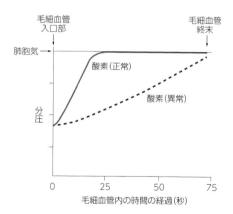

図 1-20　肺毛細血管通過時の酸素分圧（PO_2）の変化

（4）酸素解離曲線

　肺胞気 PO_2 は，100 mmHg から肺毛細血管に短絡（シャント）の影響が若干あって，動脈血酸素分圧（PaO_2）は 97 〜 95 mmHg と，100 mmHg を少し下回る．その後，細動脈から毛細血管を経過して組織内酸素分圧は 30 mmHg 以下になる．このように PO_2 が徐々に低下し，心臓からの酸素供給が臓器から組織レベルまでの過程において酸素の抜

き取りが進行していく．これを酸素カスケードといい，最大運動時には骨格筋 PO_2 がほぼ 0 mmHg 付近であることが間接的に証明されている．

　PO_2 と酸素飽和度（SpO_2）との関係を酸素解離曲線（図 1-21）という．動脈血の PO_2 は 100 mmHg，静脈血の PO_2 は 40 mmHg（このとき SpO_2 75%）であることから，酸素が解離した割合は約 25%（100% − 75%）となる．酸素解離曲線は S 字曲線であることが特徴であり，PO_2 が約 60 mmHg を下回ると急速に解離が進むので，臓器や組織レベルでの小さい PO_2 の分圧差でも十分な酸素を解離できる．また，体温，PCO_2，2-3 DPG の上昇あるいは pH の低下によって酸素解離曲線が右方向にシフトするので，高強度の運動を行うと体温の上昇や pH の低下によって右方向にシフトし，酸素を解離しやすい状態をつくる．一方，組織で産生された CO_2 は赤血球に入ると炭酸脱水素酵素によって水素イオン（H^+）と重炭酸イオン（HCO_3^-）に変換され，H^+ は酸化ヘモグロビンに働きかけて酸素の解離を促す．一方，HCO_3^- は血漿に移動し，酸塩基平衡の作用によって血液 pH を安定させる重要な働きをする．

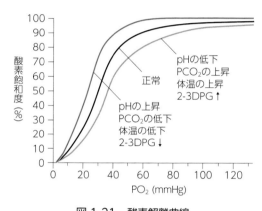

図 1-21　酸素解離曲線

❷ 呼吸中枢

　呼吸リズムを形成する呼吸中枢は脳幹の延髄と橋に存在する．化学受容器，肺やその他の受容器，大脳皮質から修飾を受けて，統合された神経情報を基に横隔膜の呼吸筋を刺激し，肺におけるガス交換（換気量）が活発に行われる．

（1）脳　幹

　ヒトは安静時に 1 分間に 15 回程度の規則的な呼吸をしている．これは脳幹にある呼吸中枢が呼吸のリズムをコントロールしていることによる．延髄には吸気運動を促す吸気ニューロンと，呼気を促す呼気ニューロンが存在する．吸気中枢または背側呼吸群（DRG）は吸気ニューロンからなり，呼気中枢または腹側呼吸群（VRG）は吸気と呼気ニューロンからなっている．しかし，これらのニューロン群だけでは呼吸リズムは発生しない．自発的な呼吸リズムは，pre-Bötzinger コンプレックスと呼ばれる部分が発生させていると考えられている（ペースメーカー説）．また，橋には呼吸調節中枢と無呼吸中枢と呼ばれる部分があり，延髄の呼吸中枢に刺激を送って呼吸リズムを修飾している（図 1-22）．

（2）末梢化学受容器

　背側呼吸群（DRG）には舌咽神経や迷走神経が連絡し，総頸動脈の分岐部にある頸動脈体と大動脈弓の上下にある大動脈小体といった末梢化学受容器からの修飾を受ける．末

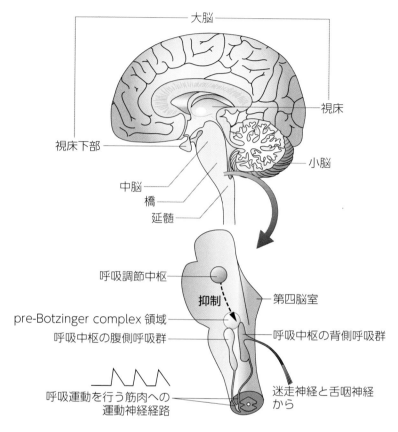

図 1-22　呼吸中枢ダイアグラムの概略図

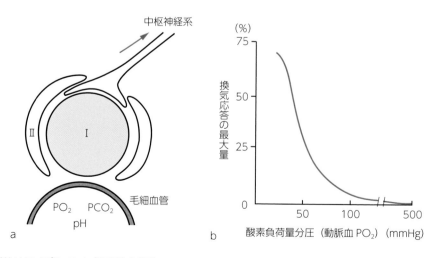

a　頸動脈体はタイプ I，タイプ II 細胞と隣接している舌咽神経からなり，毛細血管が多く豊富な血流を確保している.
b　PO_2 と換気応答は双曲線を示し，PO_2 が 50 mmHg を下回ったころから急激に増大する.

図 1-23　頸動脈体を介した低酸素換気応答

梢化学受容器はタイプⅠとタイプⅡ細胞の2種類のグロムス細胞からなり，血流の豊富な毛細血管が隣接して血中の PO_2，PCO_2，pH の変化に反応する（図 1-23a）．PO_2 が 100 mmHg までは舌咽神経の活動はほとんど見られないが，PO_2 がさらに低下すると 50 mmHg 付近から急激に反応する．したがって，PO_2 と呼吸応答は直線関係にはなく双曲曲線にて酸素感受性を評価する（図 1-23b）．一方，CO_2 と換気応答との関係はほぼ直線関係になっている．

（3）中枢性化学受容器

　中枢性化学受容器は延髄腹側表面から 200 μm 下方にあり，細胞外液に囲まれている．CO_2 は脳の血管から脳髄液まで容易に拡散する．その結果，脳脊髄液の pH を低下させ，化学受容器を刺激する．血中の H^+ と HCO_3^- は，血液脳関門を容易には通過できない．そのため，中枢性化学受容器は $PaCO_2$ の変化に起因する脳脊髄液の pH の変化に反応する．また，神経インパルスは吻側延髄腹外側に投射し，末梢化学受容器からの入力とも統合されて，呼吸リズム形成機構への持続的なドライブとして入力している．

❸ 高地順化

　高地環境では，高度の上昇に伴って気圧が低下するため，物理的に低酸素環境になる．常圧低酸素は人工的に作られた環境であって，登山の場合には気圧の低下による受動的な低酸素環境である．生まれてからずっとこのような環境に定住している高地住民は，慢性的な低酸素状態に対する換気応答能を獲得している．例えば，チベット地方に定住しているチベット民族の低酸素換気応答は，平地で生まれてその後高地に居住した住民に比べて低酸素に対する感受性が高く，安静時の換気量も高い（図 1-24）．民族の遺伝的背景もあるが，濃度の低い酸素を効率良く体内に取り込むために換気量を多くすることで代償し，彼らは低圧低酸素環境に適応していると考えられている．

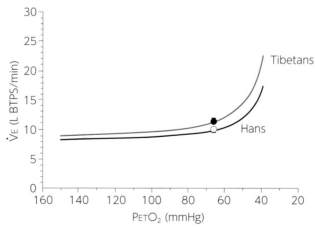

チベット民族（Tibetans）はハン民族（Hans）に比べて高い低酸素換気感受性を示した。3,658m 高地での安静時換気量（VE）においてもチベット民族の方がより高かった。

図 1-24　低酸素換気応答の高地順化
（Zhuang J et al: J Appl Physiol, 1993. を改変）

2　循環器系の解剖と機能

　循環系は心臓と血管から構成されている．心臓から拍出された血液が生体内に張りめぐらされた血管内を流れることで，全身の細胞に酸素や栄養物が供給され，細胞から放出された二酸化炭素や老廃物が排泄臓器に運ばれる．この循環系の働きによって体内環境の恒常性が維持される．

　循環系は閉鎖回路であり，血液は外部に漏れることなく回路の中を常に循環している．心臓の左心室から出た血液は動脈を通って末梢へ運ばれ，毛細血管を流れたのち静脈を通って右心房に戻る．この循環を体循環（大循環）という．右心房に戻った血液は，右心室から肺動脈を通って肺に行き，肺で酸素の摂取と二酸化炭素の排出を行ったのちに肺静脈を通って左心房に戻る．この経路を肺循環（小循環）という（図1-25）．

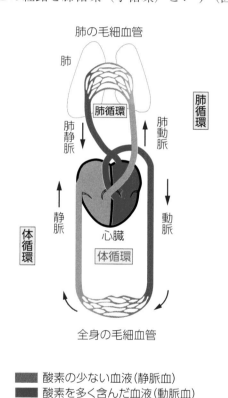

図1-25　肺循環と体循環

❶ 心　臓

（1）心臓の形態

　心臓はにぎり拳程度の大きさで，重さは200〜300 gで円錐形に近い形をしている．内部は腔になっており，中隔によって左心と右心に分けられる．左心は肺静脈からの血液を受ける左心房と大動脈へ血液を送り出す左心室に区画される．右心は2本の大静脈（上大静脈と下大静脈）と冠静洞から還流した静脈血を受ける右心房と，肺動脈へ血液を送り出す右心室に区画される（図1-26）．

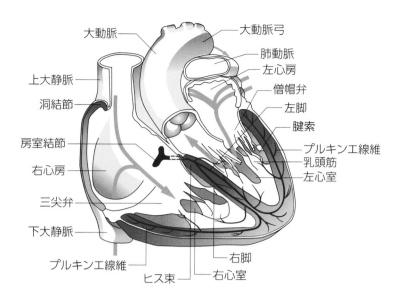

大動脈
大動脈弓
肺動脈
左心房
僧帽弁
左脚
腱索
プルキンエ線維
乳頭筋
左心室
上大静脈
洞結節
房室結節
右心房
三尖弁
下大静脈
プルキンエ線維
ヒス束
右脚
右心室

図 1-26　心臓の構造と刺激伝導系

（2）心臓弁

心室の出入口には心臓弁が備わっており，血液の逆流を防いでいる．左心房と左心室の間の弁を僧帽弁，右心房と右心室の間の弁を三尖弁，左心室と大動脈の間の弁を大動脈弁，右心室と肺動脈の間の弁を肺動脈弁という．

（3）心　筋

心臓の壁は心筋が大部分を占める．心室は心房よりも筋層が厚く，特に全身に血液を送る左心室は右心室よりも筋層が厚い．心筋は組織学的には横紋筋だが，骨格筋と異なり不随意筋である．

（4）心臓の機能

心臓の最も重要な機能は，血液を駆出するポンプ機能である．左心のポンプは，肺から左心房へ送られてくる酸素を取り込んだ血液を左心室へ流し，その血液を左心室から全身に送り出す．右心のポンプは，全身を循環して酸素が少なくなった血液を右心房から右心室へと流し，肺に送り出す．この血液の流れは，心臓がリズミカルに弛緩と収縮を繰り返すことによって生じる．一連の収縮と弛緩を心拍と呼び，1分間の心拍の数を心拍数といい，ヒトの安静時の心拍数は通常 60 〜 80 回／分程度である．心拍数は常に一定ではなく，身体活動や精神的なストレスなどで変化する．

1回の収縮で心臓から拍出される血液量（1回拍出量）は，安静時には約 70 mL 程度であるが，運動時には約 120 mL 程度にまで増加する．心臓が1分間に拍出する血液量のことを心拍出量といい，1回拍出量と心拍数の積によって算出できる．安静時の心拍出量は毎分約 5 L 程度であるが，一定ではなく身体の血液需要に応じて変化する．運動時には1回拍出量と心拍数が増加することで心拍量が増加し，活動筋への酸素供給量を増加させる．心拍出量は運動強度の増加に伴って増加し，最大運動時には安静時の約 4 〜 6 倍に達する．

（5）心臓の刺激伝導

心臓の収縮は電気的なインパルスによって引き起こされる．そのインパルスは洞結節で

発生し，洞結節⇒房室結節⇒ヒス束⇒左右の脚枝⇒プルキンエ線維と伝えられ，両心室を収縮させる（図 1-27）．

（6）運動トレーニングと心臓の適応

　マラソン選手などの有酸素系アスリートは，一般人よりも心臓のポンプ機能が高くなることが知られている．高強度の有酸素性運動トレーニングを長期間行うと，右室および左室の内腔が拡大し，心筋が厚くなる（遠心性肥大）．また，有酸素性運動トレーニングによって循環血液量が増加するため，安静時の 1 回拍出量が多くなる（100 ～ 125 mL）．一方，安静時の心拍数は 40 ～ 50 回 / 分まで低下するため，有酸素系アスリートの安静時の心拍出量は一般人とあまり変わらない．

　重量挙げなどの無酸素性運動の種目でも心臓に変化が生じる．有酸素性運動トレーニングで見られる変化とは異なり心室の内腔拡大は起こらず，心筋が厚くなる（求心性肥大）．激しいトレーニングに適応するために生じるこのような心肥大を「スポーツ心臓」という．

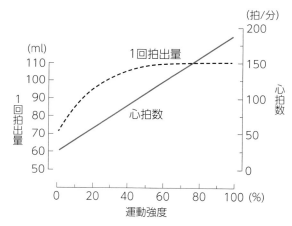

　強度が中程度を超えて激しい運動になると，心臓の
1 回拍出量は頭打ちになり心拍数を増やすことで筋血
流量をまかなっている．どちらを増やすことが効率的
かを考えながらトレーニングを実践する必要がある．

図 1-27　運動強度と心拍数・1 回拍出量の関係

❷ 血　管

（1）血管の種類

　血管は動脈，細動脈，毛細血管，細静脈，静脈の 5 種類に分類される．

① 動脈と細動脈

　動脈の壁は内膜，中膜，外膜の 3 層で形成されている．内膜は内皮細胞と弾性組織からなり，内皮細胞はさまざまな血管作動性物質を産生・放出し，血管の恒常性を保つ働きをしている．中膜は平滑筋と弾性組織で構成されており，血管収縮機能に重要な役割を果たす．外膜には結合組織が多く，血管を調節する神経と血管自体に栄養を供給する血管を受け入れる．大動脈のような太い動脈は平滑筋よりも弾性線維が発達し，壁は弾性に富む．細動脈は弾性線維が少なく，平滑筋が多い．

② 毛細血管

毛細血管は1層の内皮細胞とその周囲の基底膜からなる．毛細血管の壁は非常に薄く，多くの物質が容易に通過できる．

③ 静脈と細静脈

静脈の壁も動脈と同様に内膜，中膜，外膜の3層で形成されるが，動脈よりも壁は薄い．静脈にはところどころに弁があり血液の逆流を防いでいる．

（2）血管の分布

① 動　脈

左心室から出た上行大動脈は，心臓に血液を送る冠動脈，頭部に向かう総頸動脈，上肢に向かう鎖骨下動脈が分岐したのち，下行大動脈となり体幹や下肢に向かう．胸部大動脈からは肺の栄養血管である気管支動脈などが分岐する．胸大動脈が腹腔に入ると腹部大動脈となり，消化器系に向かう腹腔動脈や腎に向かう腎動脈など，腹腔内臓器に血液を供給するための動脈が分岐する．骨盤内では総腸骨動脈となり，骨盤内の臓器に血液を供給するための内腸骨動脈と下肢に行く外腸骨動脈に分岐する（図1-28）．

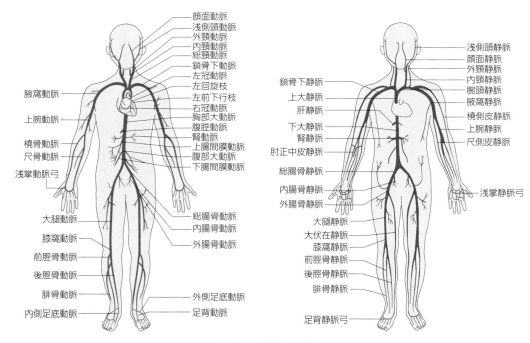

図 1-28　血管の分布

② 静　脈

心臓の静脈は冠状静脈となって右心房に戻る．冠状静脈以外の静脈は，頭部や上肢の血液を回収する上大静脈か，下半身の血液を回収する下大静脈に集まる．静脈は同名の動脈に伴走する深静脈と皮下を走行する皮静脈に大別される（図1-28）．

（3）血管の機能

血管は単なる『血液運搬』だけの管ではなく，他にもさまざまな機能を持つ．

① 動脈と細動脈

大動脈はその壁の弾力性によって圧の予備槽として働く．動脈は心臓の収縮時に拡張

し，拡張時に収縮する．この働きによって心臓の駆出圧が緩衝されて血液が末梢へ滑らかに流れる．細動脈は血管の内径を変化させることで運動や気温などの環境に応じた血流量の調節を行う．

② 毛細血管

毛細血管は動脈と静脈が結ばれる場所であり，血液と組織との間の物質交換が行われる．

③ 細静脈と静脈

静脈系は毛細血管からの血液を集めて心臓に送る還流路として働く．また，静脈系には循環血液量の約 2/3 が蓄えられており，循環血液量を調節する働きがある．

（4）運動トレーニングと血管の適応

運動トレーニングは，血管にも変化をもたらす．有酸素性運動トレーニングを長期間行うと，毛細血管の数および密度が増加する．これによって毛細血管の有効断面積が拡大し，血液と筋組織での物質交換の効率が高くなる．また，動脈の柔軟性（動脈伸展性）にも運動トレーニングが影響する．有酸素性運動は，動脈伸展性を高める効果があり，動脈硬化の予防や改善に有効である．

一方，高強度の筋力トレーニングは動脈伸展性を低下させるが，筋力トレーニングを中強度で行うと動脈伸展性は低下しないとされる（図 1-29）．また，筋力トレーニングを行った後に有酸素性運動を行うことで，高強度の筋力トレーニングで生じる動脈伸展性の低下を防ぐことができるとの報告もある．

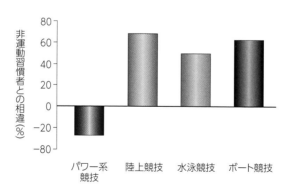

図 1-29　運動様式と動脈伸展性

（DeVan AE, Seals DR: Exp Physiol, 2012. を改変）

有酸素運動を定期的にしているヒトは運動習慣がないヒトよりも動脈が軟らかい．一方，筋力トレーニング（高強度で）を行っているヒトは動脈が硬い．

3 運動のためのエネルギー供給と利用の仕組み

❶ 代謝の概要

ヒトの体内では絶えず組織が分解されているため，バランスをとるために休みなく新しい物質が合成されている．その必要な材料を補給するのが食事の役割である．体内における物質の合成は同化と呼ばれる．逆に貯蔵物質の分解で生命活動に必要なエネルギーを取り出す作業は異化という．同化や異化によってある物質を他の物質へ変換するプロセス

を，代謝（または物質代謝）という．一般に，同化により物質をつくりだすためにはエネルギーが消費され，異化により物質が分解されるとエネルギーが得られる．物質代謝をエネルギーの側面から眺めたものをエネルギー代謝という．

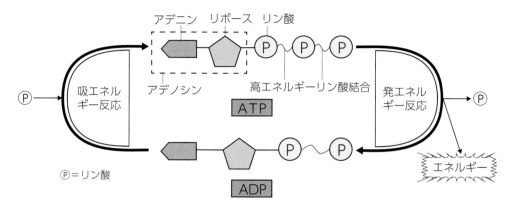

ATP はアデノシンという物質に直列に三つのリン酸が付いている．ATP でのリン酸同士の結合のことを高エネルギーリン酸結合といい，リン酸間の結合が切れるときにエネルギーを放出する．分解された ADP は，再利用され，呼吸によって再び ATP に合成される．

図 1-30　ATP ⇄ ADP の反応

（1）エネルギー基質

　エネルギーの素となる物質はエネルギー基質と呼ばれる．糖質，脂質，タンパク質のいわゆる三大栄養素がこれに該当し，1 g 当たり糖質では約 4 kcal，脂質では約 9 kcal，タンパク質では約 4 kcal と，基質ごとに異なる量のエネルギーが放出される．

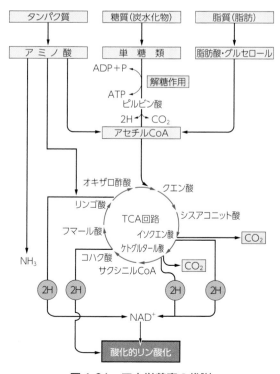

図 1-31　三大栄養素の代謝

　放出されたエネルギーは，高エネルギーリン酸化合物であるアデノシン三リン酸（ATP）に変換されて利用される．体内で行われる仕事は，この ATP がアデノシン二リン酸（ADP）とリン酸に分解される際に発生するエネルギーを利用する（図 1-30）．しかし，筋肉中の ATP は量が限られていてすぐに枯渇してしまうため，運動の持続には ATP を常につくりつづけなければならない（図 1-31）．

（2）エネルギーの供給機構

　ATP を産生する仕組みをエネルギー供給機構というが，これは無酸素性のエネルギー供給機構と有酸素性のエネルギー供給機構に大別される．筋肉の無酸素性のエネルギー供給機構は二つあり，そのうち最も早く ATP をつくれる方法が，筋中に少量存在するクレアチンリン酸（creatine phosphate: CP）をクレアチンとリン酸に分解し，その際に生じるエネルギーで ADP から ATP を合成する方法で（図 1-30），「ATP-CP 系」と呼ばれる．ATP はアデノシンに 3 分子のリン酸が結合したものであり，そのリン酸の 1 分子が分離する際にエネルギーを生じ，クレアチンリン酸からリン酸が離れる時にも同様にエネルギーが放出される．このエネルギーを ADP に与えてリン酸を結合させて ATP を生成する（CP+ADP → C+ATP）．この方法はすばやく ATP を生成できる点で優れており，必要な CP は ATP の約 3 倍量が筋肉内に貯蔵されているが，激しい運動の際には不十分ですぐ枯渇する．

　もうひとつの方法として，グルコースが細胞内で代謝して ATP を産生する方法があるが，グルコースがピルビン酸にまで代謝される酸素を必要としない ATP 産生過程を「解糖系」と呼ぶ．これは酸素の有無に関係なく生じる反応で，1 分子のブドウ糖から 2 分子の ATP が産生される．無酸素性のエネルギー供給機構のうち，解糖系では細胞質内に余剰したピルビン酸の還元によって乳酸を生じるため，乳酸性エネルギー供給機構（乳酸系）とも呼ばれる．これに対して前述の ATP-CP 系は乳酸を生じないため，非乳酸性エネルギー供給機構（非乳酸系）とも呼ばれる．

　次に有酸素性エネルギー供給機構では，ミトコンドリアにその舞台が移る．解糖系によって生じたピルビン酸はアセチル CoA としてミトコンドリア内に入り「TCA 回路（クエン酸回路・クレブス回路などとも呼ばれる）」さらには「電子伝達系」と呼ばれる有酸素性のエネルギー供給機構へ進む．これらの各種エネルギー供給機構は連続体として機能し，機械的なスイッチの切り替えのようにいずれかの機構だけでエネルギーが供給されることはない（図 1-32）．有酸素性のエネルギー供給機構では 1 分子のブドウ糖から最大 36 分子の ATP が産生される．グルコースが完全に酸化されると二酸化炭素と水を生じる．

　ATP の供給が主に前述のどちらの機構に依存しているかによって，運動の種類を有酸素性と無酸素性に分類できる．有酸素性の運動は，有酸素性のエネルギー供給機構によって ATP が供給される運動であり，強度が低く長くつづけられる運動が該当する．一方，無酸素性の運動は有酸素性のエネルギー供給機構だけでは必要十分なエネルギー供給ができない短時間高強度の運動である．使われるエネルギー基質も供給系に依存して異なる点は重要である．脂質は，脂肪酸となって β 酸化を経てアセチル CoA となり，有酸素性の代謝経路に合流する（図 1-31）．このため，有酸素性の機構が十分活性化されていない状態では，脂肪酸を積極的に利用することはできない．

（3）運動と乳酸

　無酸素性の運動実施時には，解糖系におけるピルビン酸の産生量がTCA回路における
ピルビン酸の利用量を上回るため，エネルギー源として余ったピルビン酸は還元されて乳
酸に変換される．スポーツの現場ではこの性質を利用して血液中の乳酸濃度を運動強度の
指標のひとつとして利用している．無酸素性の運動が短時間しか継続できないのに対し
て，有酸素状態ではTCA回路は効率良くATPを産生できるため，運動を長く継続する
ことができる．

　筋肉中における乳酸の蓄積は筋組織の緩衝能を低下させ，細胞の酵素活性を阻害して
ATP産生が十分に行えなくなることで筋の活動能力を低下させるため，乳酸は筋疲労の
原因物質と考えられてきた．しかし，乳酸が糖質の分解によって生成される中間代謝産物
である事実から，むしろ代謝に有利なエネルギー源として捉えられるようになっている．
乳酸が生じるかどうかは酸素の存在の有無で決まると考えられていたが，実際には体内に
多量の酸素が存在し，完全な無酸素状態になることはない．比較的スムーズに高めること
ができる解糖系の反応に対し，ミトコンドリア内の反応は緻密に制御されており緩やかに
反応する．そのため，高強度の運動のように糖質がピルビン酸にまで分解される量と
「TCA回路」におけるピルビン酸の利用量に差がある場合には，乳酸が産生されて一時
的に貯蔵される．産生された乳酸が血液を介して全身の組織に輸送されても，組織での乳
酸の利用が追いつかなければ血中の乳酸濃度は一気に上昇することになる．持久的トレー
ニングによって遅筋線維や心筋がより乳酸を利用できるようになることがわかっている．

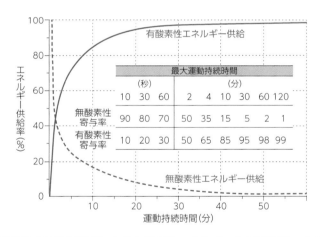

図1-32　異なる持続時間での最大運動による有酸素性エネルギーと無酸素性エネルギーの相対的寄与率
（Astrand PO, Rodahl K : Textbook of Work Physiolgy. McGraw-Hill Book Company, 1977. より）

❷ エネルギー供給系から見たスポーツ

　最大運動の持続時間とそれに必要なエネルギーがどのエネルギー供給系に由来するかを
図1-32に示す．最大努力下の運動の持続時間が長くなるほど，有酸素性のエネルギーの
割合が高くなることがわかる．有酸素性の運動時間が長くなれば脂質の燃焼によるエネル
ギー供給割合が高くなるが，筋グリコーゲンも次第に減少し，長時間の運動中には糖質を
補給しなければ血糖値（血液中のグルコース濃度）も著しく低下して，運動の継続が困難

となる.

　極めて短時間に大きなパワーが必要となる場合には，非乳酸性のエネルギー供給機構がよく貢献し，1分間程度全力を出すスポーツでは，非乳酸性に加えて乳酸性エネルギー供給系がよく働くことになる．さらに，運動時間を3分間程度にまで延長すると，有酸素性の比率が高まることでエネルギーの需要が満たされることになる．このように，スポーツ種目はエネルギー供給系の寄与に応じて，ハイパワー（瞬発力）系，ミドルパワー（筋持久力）系，ローパワー（持久力）系の3種に分類できる（表1-2）．

表1-2　運動継続時間とエネルギー供給機構

段階	運動時間	エネルギー供給機構	運動強度	競技種目
1	30秒以下	非乳酸性	高強度（ハイパワー）	100m走，種々の競技種目の全力疾走のランプレイ
2	30秒～1分30秒	非乳酸性＋乳酸性	中強度（ミドルパワー）	200m走，400m走，100m競泳スピードスケート (500/1,000m)
3	1分30秒～3分	乳酸性＋有酸素性		800m走，200m競泳，体操競技，ボクシング (1ラウンド)
4	3分以上	有酸素性	低強度（ローパワー）	マラソン，1,500m競泳，スピードスケート (10,000m)

（1）ハイパワー（瞬発力）系種目

　瞬発系種目には，砲丸投げ，100m走など，持続してパワーを発揮する時間が30秒以内のスポーツが分類される．体内貯蔵のATPやCPがエネルギー源として主に利用されることになる．このようなスポーツ選手の筋肉では，ATPとCPの貯蔵量が持久系選手よりも多く，ATPを分解してエネルギーをつくり出す酵素の活性も高いことが明らかになっている．

（2）ミドルパワー（筋持久力）系種目

　筋持久系種目には，200m・400m走，100m競泳など，主に90秒程度まで持続してパワーを出しつづけるスポーツと，800m走，ボクシングなど3分間程度持続してパワーを出しつづけるスポーツがある．前者ではATP-CP系に加えて解糖系が動員される．運動時間が3分間程度まで延びると，解糖系に加えてさらに有酸素性の機構が利用されるようになる．

　ミドルパワー系のスポーツでは解糖系がより多く利用されるため，体内に蓄えられたグリコーゲンが重要な役割を果たす．短時間の高強度運動を間欠的に繰り返すことで貯蔵グリコーゲンを使い果たせばパフォーマンスは一気に低下し，運動の継続すら困難となる．

（3）ローパワー（持久力）系種目

　持久系種目には，マラソンや1,500m競泳など，3分間以上持続してパワーを出しつづけるスポーツがある．エネルギー源としては糖質に加えて脂質も利用されるが，貯蔵グリコーゲンが果たす役割は大きく，1時間を超えるような種目では，競技成績に大きな影響を与える．持久性トレーニングの繰り返しは脂質代謝に関する酵素活性を高めるため，結果として量の限られるグリコーゲンの消費を抑えることになる．

　バドミントン，サッカーなどに代表される球技種目では，瞬発力と持久力の双方が要求

される．スポーツ種目はその数が多く，ここに示した分類が困難な場合もある．そのため，どのエネルギー供給機構が主に作用しているかを評価し，トレーニングメニューに反映する工夫が必要となる．また，競技会の形態を基本とする種目特性と，日常のトレーニング特性は分けて考える必要があり，効率的なトレーニングが行えるようになるためのトレーニング，といった柔軟な発想もスポーツの現場では求められる．

❸ エネルギー消費量の内訳

（1）エネルギーの定義

ヒトは食物を摂取することで，①身体活動・運動などの筋肉の収縮に必要な力学的エネルギー，②体温の保持を行う熱エネルギー，③分泌・合成などの化学反応に関わる化学エネルギー，④神経の刺激伝達を行うための電気エネルギー・光エネルギーを生み出している．この過程は，栄養素を消化・吸収する過程，エネルギーとして体内に貯蔵する過程，そしてそれをエネルギーに変換して利用する過程の三つに大別できる．エネルギーとは，このような「仕事を行う作業能力」のことをいい，物質の変換に伴って生じるエネルギーの変換を，「エネルギー代謝（energy metabolism）」という．これらのエネルギーは熱量として表され，その単位には kcal（キロカロリー）が用いられ，1 kcal は 1 kg の水を 14.5℃から 15.5℃へ 1℃上昇させるのに必要な熱量をいう．欧米では食品のエネルギー単位に国際単位系の J（ジュール）が広く用いられるが，古くからカロリーに慣れ親しんだ日本では併記する場合も多く，一般に 1 kcal は 4.184 kJ（キロジュール）として換算される．

（2）基礎代謝量（BMR）

1日に消費されるエネルギーの内訳を図 1-33 に示す．覚醒時において生命活動に必要な最小限のエネルギー代謝量は，基礎代謝量（basal metabolic rate：BMR）と定義される．BMR の測定は早朝空腹時に快適な室内において，安静仰臥位，覚醒状態で実施する．性，年齢や身体組成（筋，臓器重量など），体温，季節，内分泌機能などの因子によって影響を受ける．対象者は測定中に身動きが禁じられる上，眠ってもいけないため，正確な BMR を測定することは容易でない．

身体組成と強い相関関係があるため，年齢，身長，体重，除脂肪量（fat-free mass：

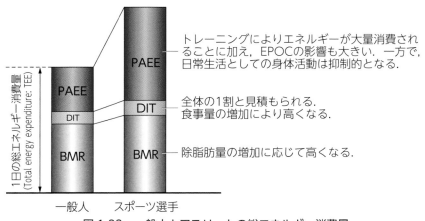

図 1-33　一般人とアスリートの総エネルギー消費量
BMR：基礎代謝量，DIT：食事誘発性体熱産生，PAEE：身体活動によるエネルギー消費量

FFM）などから推定する式が考案されており，実質的な運用においてはメリットが大きいといえる．筋肉のエネルギー消費量は BMR の約 20% を占めるが，肝臓，心臓など臓器の代謝は約 60% に達する．したがって，BMR の個人差の大部分は除脂肪量で説明がつくことになり，これを利用して身体組成評価機能付き体重計（インピーダンス計）には BMR を表示する機能が付与されている．しかし，非鍛錬者と体格が顕著に異なるスポーツ選手においては，実測値とのズレが無視できない．スポーツ選手が体格に優れ FFM が多いということは，後述する身体活動によるエネルギー消費量が多いだけでなく，安静状態での消費量も多いことを意味するため，これを食事量に反映する意識は重要である．

（3）食事誘発性体熱産生（DIT）

　食事によって増加するエネルギー消費量は，食事誘発性体熱産生（diet-induced thermogenesis：DIT または thermic effect of food：TEF）と呼ばれる．DIT は大きく二つの代謝からなる．ひとつは食物の消化，吸収，同化作用に伴うエネルギー消費の増加で，これが DIT のおおむね 50 〜 75% を占めている．もうひとつは，交感神経系の活性化に伴う代謝の亢進である．DIT は食後 1 時間程度に顕著になるが，食事の量と内容に依存して変化することが知られている．三大栄養素別の DIT は，糖質 5 〜 10%，脂質 3 〜 5%，一方で，タンパク質の場合は 20 〜 30% と著しく高い．このような背景から，朝食にタンパク質を摂取すると心身が活性化すると表現されることがある．通常の混合食の DIT は 1 日の総エネルギー消費量の 10% 程度と見積られているが，身体づくりのためにタンパク質を多く摂取する必要のあるスポーツ選手においては，この見積りが不十分であることも否めない．楽しく談話をしながら食事をすると DIT が高くなるという見解が散見されるが，これは後述する身体活動によるエネルギー消費量の混在により生じている誤解と思われる一方で，香辛料には DIT の亢進作用があることが知られている．

（4）身体活動によるエネルギー消費量（PAEE）

　身体活動によるエネルギー消費量（physical activity energy expenditure：PAEE）は，1 日の総エネルギー消費量から BMR と DIT を差し引いた残りのエネルギー消費量と考えることができる（図 1-33）．PAEE の中身については，静的なものと動的なものの二つに分けられ，静的な身体活動としては読書や談話があげられる．ダイナミックな動きを伴う身体活動としては掃除や買い物といった日常生活行動に加え，スポーツ活動によって消費されるエネルギーも PAEE の代表的なものである．ただし，激しい練習の後に積極的な休息をとるのもスポーツ選手のライフスタイルの特徴であるため，激しい身体活動を行う者が 1 日の総エネルギー消費量，すなわちエネルギー必要量が多いと短絡的に考えることはできない．

（5）運動後の代謝亢進（EPOC）

　前述の三つの区分に当てはめると PAEE の一部に分類されるが，スポーツを考える上で重要な事象に，運動後の代謝亢進（excess post-exercise oxygen consumption：EPOC*）があげられる．運動を中止した後でも，しばらく高いエネルギー代謝が継続することは，感覚的に誰しも経験しているはずである．EPOC は無酸素性の代謝産物の除去，体温の上昇，中性脂肪利用の亢進，交感神経系の活性化などによって生じる．EPOC には，運動後速やかに現れる要素と長時間つづく要素の二つがあり，前者は運動後ほぼ 1 時間で消失するが，後者は最大で 48 時間程度つづくとされている．EPOC の大きさは，運動強度

が高くなるほど，また時間が長くなるほど大きくなると考えられる．このため，高強度の運動を長時間行うことで多量のエネルギーを消費するスポーツ選手の場合には，EPOC は相応に大きなものになることが予想される．

＊ EPOC：イーポックと発音するのが一般的．

3 運動のための情報伝達の仕組み

1　神経細胞の構造と情報伝達の仕組み

　身体運動は骨格筋の収縮で生み出されるが，その収縮は神経系によって制御されている．神経系の構成要素である神経細胞（ニューロン）は，細胞体，樹状突起，軸索からなる．細胞の膜電位が閾値を超えることで活動電位が生じ，その活動電位が軸索を伝導して神経終末に到達するとそこで神経伝達物質が放出され，次のニューロンへ情報が伝達される．

❶ ニューロンの構造

　ニューロンの基本構造は細胞体，樹状突起，軸索からなる（図 1-34）．細胞核のある細胞体から数本の樹状突起と 1 本の軸索が伸びている．樹状突起や細胞体は他のニューロンから情報を受け取り，情報を統合する．軸索は情報を伝える電線の役割を持ち，末端で枝分かれして神経終末となり，他のニューロンや筋などへ連絡する．ニューロンには形や働きが異なるいくつかの種類があり，代表的な例で介在ニューロンは多数のニューロンから情報を受け取り，そのニューロンが興奮すると次のニューロンへと情報を伝える．運動ニューロンは軸索が骨格筋へとつながり，そのニューロンの興奮は筋収縮を引き起こす．感覚ニューロンでは樹状突起部で感覚情報を受容し，他のニューロンへ情報伝達する．

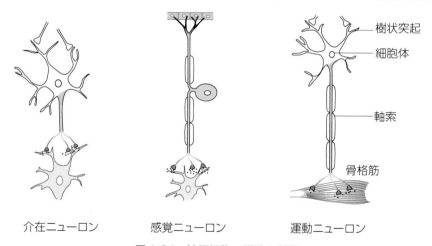

介在ニューロン　　感覚ニューロン　　運動ニューロン
図 1-34　神経細胞の構造と種類

❷ 細胞膜

　ニューロンの細胞膜はリン脂質の二重層構造で，細胞膜の内側と外側ではイオン分布が異なる（図 1-35a）．Na^+，Cl^-，Ca^{2+}は細胞外に多く存在し，細胞内では K^+ 濃度が高くなっている．静止状態ではこの細胞膜を隔てて電荷が不均一に分布し，細胞の内側と外側で電位差が生じている．細胞の内側が外側に対して − 70 mV 程度になっており，この状態

を静止膜電位という．イオンは細胞内外を移動できないわけでなく，細胞膜にあるイオンチャネルという孔を通過できる仕組みになっている．膜電位の変化，神経伝達物質の受容，細胞膜に対する機械的刺激などでイオンチャネルのゲートが開き，イオンが移動できるようになる．Na^+チャネルのように特定のイオンだけを通過させるイオンチャネルが存在する．細胞外にあるNa^+がNa^+チャネルを通って細胞内に入ることで，膜電位はプラス方向に変化する．この膜電位変化を脱分極という（図1-35b）．細胞外のCl^-がCl^-チャネルを通って内側へと流入する場合には，過分極という膜電位のマイナス方向への変化が生じる．

　他の細胞から入力を受けて膜電位がプラス方向へ変化し，ある膜電位レベル（閾値）を超える電位上昇が生じると，膜電位依存性にNa^+チャネルが開き，Na^+の細胞内への流入がさらに進み，活動電位と呼ばれる大きな電位変化が生じる（図1-35b）．この活動電位の発生を神経細胞の発火と呼ぶ．一定量のNa^+の流入が起こると，Na^+チャネルのゲートが閉じ，K^+チャネルが開口することになり，細胞外へK^+が移動する．その結果，膜電位は再びマイナス方向へ変化し，静止膜電位へと戻る（再分極）．閾値を超える膜電位変化が生じなければ，膜電位が上昇しても発火せず，次のニューロンに情報は伝わらない．この仕組みは「全か無かの法則」と呼ばれる．

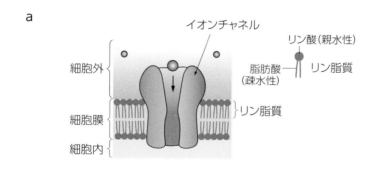

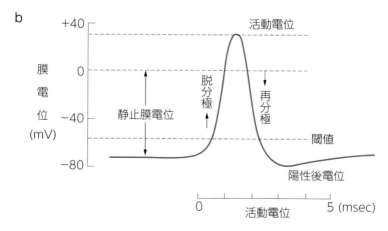

図1-35　細胞膜の構造と膜電位
a　細胞膜の構造，b　膜電位変化

❸ 軸索の種類と活動電位の伝導

　軸索起始部で発生した活動電位は，脱分極の仕組みを利用して減衰することなく軸索を神経終末まで伝導していく．軸索には無髄神経と有髄神経の2種類がある（図1-36）．無髄神経では軸索表面の Na^+ チャネルが開口し，Na^+ が細胞内に流入して局所電流が生じる．すると，隣接する軸索の細胞膜でも脱分極が生じ，活動電位が連鎖して生じて軸索を伝導していく（図1-36）．一方，有髄神経は軸索の周囲が絶縁作用を持つ髄鞘（ミエリン鞘）で覆われていて，髄鞘が存在する場所では活動電位が生じない（図1-36）．しかし，軸索全体が髄鞘で覆われているわけではなく，一定間隔で途切れて軸索が露出している箇所（ランヴィエ絞輪）があり，そこでのみ活動電位が生じる．ランヴィエ絞輪で生じた活動電位は，次の絞輪へ跳躍して伝わる跳躍伝導となり，有髄神経における神経伝導速度は無髄神経の 1 m/s 程度に比べて格段に速く，50 〜 100 m/s 程度になる．また，軸索の直径も神経伝導速度に関係し，直径が大きいほど伝導速度が速くなる．

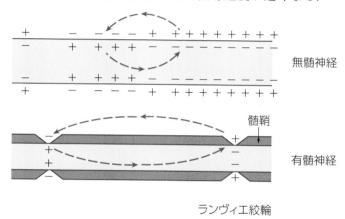

図 1-36　軸索における活動電位の伝導様式

❹ シナプスの構造と情報伝達

　情報を送る側のニューロンの神経終末と情報を受け取る側のニューロンとの間には数万分の1 mm ほどのわずかな隙間（シナプス間隙）があり，この部分をシナプスという（図1-37）．送り手側の細胞がシナプス前細胞，受け手側がシナプス後細胞となる．シナプスでは情報を電気信号によってシナプス後細胞に伝えることができず，シナプス前細胞の神経終末まで活動電位が到達すると，神経伝達物質がシナプス間隙に放出される．シナプス後細胞の膜上にある受容体にその神経伝達物質が結合すると，イオンチャネルが開いて，シナプス後細胞の膜電位が変化して信号が伝達される．

　この神経伝達物質は，シナプス前細胞のシナプス前終末のシナプス小胞内に収まっているが，活動電位が伝わることで Ca^{2+} がシナプス前終末内に流入し，シナプス小胞から伝達物質がシナプス間隙に放出される．アセチルコリン，グルタミン酸，ノルアドレナリンといった興奮性神経伝達物質はシナプス後膜を脱分極させるが，ガンマアミノ酪酸（GABA）のように，シナプス後細胞に過分極を引き起こす抑制性伝達物質も存在する．

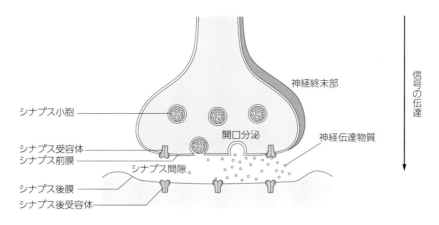

図 1-37　シナプスの構造

2　大脳皮質

　神経系は中枢神経系と末梢神経系に大別される．脳と脊髄が中枢神経系を構成し，脳はさらに複数の領域に細分化される．大脳皮質には運動指令を送り出す一次運動野の他にも多数の運動関連領域が存在し，身体運動の実行に関与している．筋や皮膚などの体性感覚に関する情報は大脳皮質の一次体性感覚野へと伝えられる．一次運動野や一次体性感覚野ではニューロンの配列に体部位局在が見られる．

① 神経系

　神経系は中枢神経系と末梢神経系からなり，中枢神経系は脳と脊髄に，末梢神経系は体性神経系と自律神経系に大別される．体性神経系は運動神経と感覚神経，自律神経系は交感神経と副交感神経に分けられる．
　脳は大脳半球（終脳），間脳，中脳，橋，延髄，小脳から構成され，中脳，橋，延髄をまとめて脳幹とよぶ（図 1-38）．

② 一次運動野

　大脳皮質は大脳半球の表層部にあるニューロンの集合である．皮質には多数のしわが見られ，頭頂付近には中心溝という深い脳溝が存在する（図 1-39）．そのすぐ前方の，中心溝に沿って上下に伸びる領域は一次運動野といわれる．この領野にある錐体細胞と呼ばれるニューロンは，脊髄内の α 運動ニューロンに直接つながる軸索を伸ばす．その錐体細胞の支配領域は，一次運動野の上部から下方にかけて，下肢，体幹，上腕，手，顔の順に並び，体部位局在が見られる（図 1-40）．他の動物に比べて，ヒトでは手指や顔の支配領域が特に広く，精緻な運動制御が可能な一因とされる．この体部位局在は固定化されたものではなく，トレーニングによって可塑的に変化し，支配領域の拡大などが生じうる．

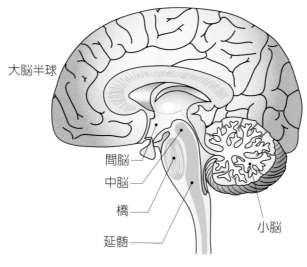

図 1-38　脳領域

❸ 一次体性感覚野・頭頂連合野

　皮膚，筋，関節などで生じる体性感覚情報は感覚神経によって脊髄へと伝えられ，さらに上行して大脳皮質の中心溝の後方領域にある一次体性感覚野へ至る（図 1-39）．一次体性感覚野は運動野と同様に体部位局在が見られ，体性感覚情報も皮質の決まった領域へと送られる（図 1-40）．一次体性感覚野においても手指や顔に関連する領域が広く，多くの神経細胞が存在している．体性感覚野の後部は，頭頂連合野である（図 1-39）．一次体性感覚野や視覚野からの情報は頭頂連合野に送られ，体性感覚と視覚の情報を統合することで，空間での身体位置を知覚している．

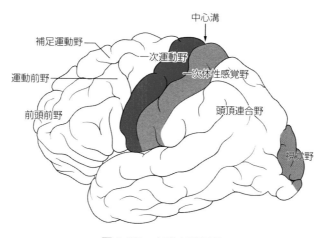

図 1-39　大脳皮質領野

❹ 運動関連領野

　一次運動野以外にも運動に関連する領野として，一次運動野の前方の皮質外側面には運動前野，内側面には補足運動野がある（図 1-39）．補足運動野のさらに腹側の，帯状溝内

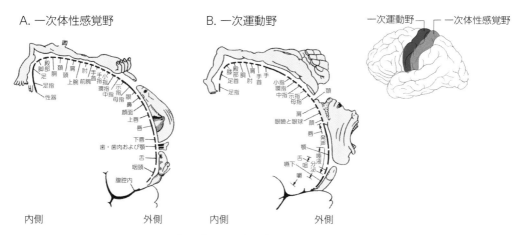

図 1-40　一次運動野と一次体性感覚野における体部位再現
(Penfield and Rasmussen より)

には，帯状皮質運動野がある.

　運動の生成時に前頭前野では意思決定がなされ，抽象度の高い運動プランがつくられる. その情報は，補足運動野，帯状皮質運動野といった運動関連の皮質領域へと伝えられる. 運動前野は頭頂連合野からも入力を受け，抽象度の高い運動プランからどのようにそれを実行するのか，より具体的な運動のプランニングをしているものと考えられている. 運動を開始する際に，運動前野におけるニューロンの活動は一次運動野のニューロンに先行して生じる. 補足運動野では，実際に運動しなくても運動をイメージしただけで神経活動が高まることから，補足運動野は記憶のような内的な情報に基づいて運動を準備し，一次運動野に情報を送っているものと考えられる. 運動前野，補足運動野，帯状皮質運動野，一次体性感覚野，頭頂連合野といったさまざまな大脳皮質領域から入力を受けた一次運動野の神経細胞が興奮すると，運動の指令として脊髄の α 運動ニューロンが脱分極して骨格筋を収縮させる.

3　小脳・大脳基底核

　小脳と大脳基底核は身体運動の調節に関わる重要な脳領域である（図 1-38）. 小脳，基底核ともに大脳皮質の運動関連領野から入力を受け，出力を視床を介して大脳皮質に戻すループを形成し，運動調整系として運動の制御に関わっている.

❶ 小脳の神経回路

　運動を遂行する際，運動の方向や移動距離などの空間的要素と，運動の速度やタイミングなどの時間的要素を正しく調節することが常に要求される. 小脳に障害のある患者のデータなどから，それらの調整には小脳が重要な働きをすることが知られている. 小脳皮質は前庭器官や体性感覚情報からの情報を受け取り，情報を処理し，その出力が姿勢の制御や眼球運動の調節に関わる. また，小脳は大脳皮質の運動関連領野から入力を受け，小脳からの出力信号は視床を経由して再び大脳皮質へ至る. 大脳皮質-小脳というこのループで大脳と小脳は情報をやり取りし，小脳は身体運動の調節に関わっている.

❷ 大脳基底核の神経回路

大脳基底核は大脳白質の深部にある神経核群で，尾状核，被殻，淡蒼球，視床下核，黒質の五つの核から構成される．淡蒼球はさらに内節と外節に，黒質は網様部と緻密部に区分される．五つの核のうち，尾状核と被殻は大脳皮質からの情報を受ける入力部で，淡蒼球内節と黒質網様部が出力部となる．出力の大部分は視床を介して再び大脳皮質に戻る大脳皮質−大脳基底核ループを形成している．基底核内で出力部へ至る経路には，出力部の神経細胞を抑制する直接路と促通する間接路が存在し，これらの神経路の興奮性が運動パターンの開始といった運動のコントロールに関わっているものと考えられている．

4 ▶ 脊 髄

脊髄は神経細胞の細胞体が多くを占める灰白質と，主に神経線維が走行する白質からなる．脊髄前角には運動ニューロンの細胞体が存在し，その軸索は骨格筋へと伸びている．末梢の体性感覚情報は背側部より脊髄内へ伝えられる．脊髄からは左右31対の脊髄神経が出ている．一次運動野から脊髄のα運動ニューロンへ直接つながる皮質脊髄路（錐体路）は延髄で交叉するため，運動指令を出した脳とは対側の筋が収縮することになる．

❶ 脊髄の構造

脊髄は中枢神経系の最尾側部であり，脊柱を構成する椎骨によって保護されている．脊髄を切断してみると中心部にアルファベットのHのような形が見られる．その内部にはニューロンの細胞体が集まっており，灰白質と呼ばれる．H型の外側は白質と呼ばれ，神経線維が多数走行する．脳から情報を伝える下行性の神経路（下行路）と，末梢の感覚情報を脳へ伝える上行性の神経路（上行路）が，白質内の一定の部位を通る．灰白質の腹側部に当たる前角には骨格筋を支配するα運動ニューロンの細胞体が位置しており，その軸索（運動神経）は骨格筋へと伸びる．体性感覚を伝える感覚線維は背側部を通って脊髄内へ至る．

❷ 脊髄神経と髄節

末梢神経系である脳神経は左右12対，脊髄神経は左右31対からなる．その31対の脊髄神経に対応して脊髄は31の髄節に区分され，頸髄からは8対（C1-8），胸髄から12対（T1-12），腰髄から5対（L1-5），仙髄から5対（S1-5），尾髄から1対（Co）の脊髄神経が伸びる（図1-41）．頸髄レベルの脊髄神経は頸部や上肢における感覚知覚と運動（筋収縮）に関わり，胸髄レベルは体幹上部，腰髄と仙髄レベルは体幹下部および下肢の感覚知覚・運動に関連する．

❸ 皮質脊髄路

運動の発現に関わる最も重要な脳からの下行路は，一次運動野の錐体細胞から脊髄へ投射する皮質脊髄路である．この出力線維は脊髄のα運動ニューロンに直接つながり，錐体細胞の興奮がα運動ニューロンの脱分極をもたらすことになる．この皮質脊髄路は延髄で

　交叉し，出力部の脳とは対側の脊髄を下行していく（図1-42）．そのため，右脳の一次運動野からの信号は，対側である左側の筋収縮に関わる．延髄錐体を通ることから，皮質脊髄路は錐体路とも呼ばれる．

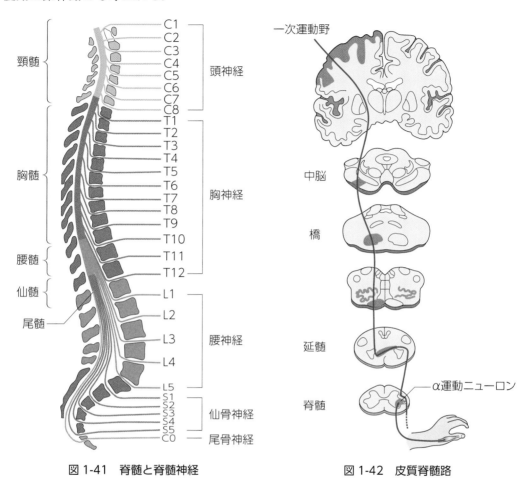

図1-41　脊髄と脊髄神経　　　　　図1-42　皮質脊髄路

5　運動単位

　ひとつのα運動ニューロンとそれに支配される多数の筋線維をまとめて，運動単位と呼ぶ．運動単位は特性の違いから，S型，FR型，FF型の3種類に分けられる．弱い力発揮ではS型の運動単位から動員され，力発揮が大きくなるとFR型，FF型の順に参画していく．運動単位の発火頻度と参画する運動単位の数によって筋収縮力の大きさが調節される．

❶ 運動単位の構成

　骨格筋への収縮指令は，最終的に，脊髄前角に細胞体のあるα運動ニューロンを通じて作用することから，α運動ニューロンが最終共通路となる（図1-43）．運動ニューロンの膜電位変化が閾値を超えて活動電位が生じると，α運動ニューロンの軸索である運動神経を伝わり，神経筋接合部でアセチルコリンが放出される．骨格筋側でアセチルコリンが受

容されて筋細胞膜に活動電位が生じ，筋収縮が引き起こされる．一個の運動ニューロンは多数の筋線維を支配し，その運動ニューロンが発火することでそれにつながる筋線維群は同時に収縮することになる．一個の運動ニューロンとそれが支配する筋線維群をまとめて運動単位という（図 1-43）．

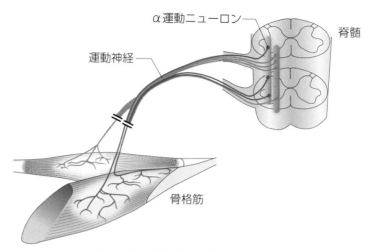

図 1-43　運動単位の構成

❷ 運動単位の種類

　運動単位は生理学的・形態学的特性に応じて，S（slow twitch）型，FR（fast twitch, fatigue resistant）型，FF（fast twitch, fatigable）型に分類される．S 型の運動単位は遅筋線維であるⅠ型線維を支配しており，収縮速度は遅く収縮力も小さいが，疲労しにくい特性を持っている．FF 型はⅡb（Ⅱx）型の速筋線維を支配し，収縮速度が速く大きな力発揮が可能であるが，疲労しやすい特性がある．FR 型はⅡa 型の速筋線維を支配し，S 型と FF 型の中間的な特性を持つ．一つの運動ニューロンが支配している筋線維数を神経支配比と呼び，神経支配比も運動単位のタイプによって異なっている．一般的に S 型の運動単位では神経支配比が小さく，FF 型で大きくなる．神経支配比が小さければ収縮する筋線維の数をより制御しやすくなることから，精緻な運動制御を必要とする筋では神経支配比が小さい．

❸ 運動単位の動員

　骨格筋の収縮によって発揮される力の大きさは，参画する運動単位の数と活動電位が生じる頻度（発火頻度）によって決まる．筋収縮の強度が弱いときには S 型の運動単位が先に動員され，収縮強度が強まるとその発火頻度が高まり，より大きな力発揮が要求される場合にはさらに高閾値の FR 型や FF 型が動員され，発火頻度も増加する．収縮力が小さく，疲労耐性の高い運動単位が先に動員され，発揮する力の大きさに応じて大きな運動ニューロンが動員されるこのような規則性を「サイズの原理」という．

6 感覚情報の伝達と統合

　身体運動時に身体や外界の状況は時々刻々と変化しており，正確な身体動作の実行には感覚情報のフィードバックが必要となる．体性感覚には深部感覚（固有感覚）と皮膚感覚があり，前者は筋，腱，関節といった身体内部にある受容器から生じる感覚，後者は皮膚にある機械受容器によって生成される感覚を指す．深部感覚である筋紡錘は，筋の長さや長さの変化速度に関する情報を伝える受容器で，腱紡錘は筋張力を探知するセンサである．皮膚の機械受容器は4種類あり，触覚に関わる情報を伝える．

❶ 筋紡錘

　深部感覚の代表的な受容器である筋紡錘は，筋の長さ（筋長）および筋長の変化速度をとらえるセンサである．カプセル状の内部に錘内筋線維があり，骨格筋線維に平行して存在している．錘内筋線維には核鎖線維と核袋線維の2種類が存在し，さらに機能的・形態学的特性から，核袋線維は動的核袋線維と静的核袋線維に分けられる（図1-44）．筋紡錘につながる感覚神経線維にはIa群線維とⅡ群線維があり，終末部はそれぞれ一次終末と二次終末となる．骨格筋が伸長すると筋紡錘も引き伸ばされ，感覚神経に活動電位が生じる．筋が引き伸ばされた状態で維持されると，一次終末と二次終末ともに発火頻度が増える．この発火頻度は筋の長さに関連し，筋の長さ情報を伝えているとされる．さらに，一次終末では筋長の変化速度も検知する動的反応性を持つ．錘内筋線維が遠心性のγ運動ニューロンの作用を受けて収縮すると，応答性がより高まり，筋の伸長に対する感受性が増大することになる（図1-44）．身体運動中にも状況に応じて，γ運動ニューロンの働きで筋紡錘の感度が制御され，感覚からのフィードバックの量が調節されている．

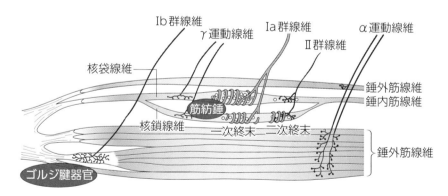

図 1-44　筋紡錘とゴルジ腱器官

❷ ゴルジ腱器官（腱紡錘）

　深部感覚には筋紡錘のほかに，筋が腱に移行する部分に細長い袋状のゴルジ腱器官（腱紡錘）がある（図1-44）．ゴルジ腱器官が骨格筋の収縮によって引っ張られると，腱器官につながっているIb群線維が圧迫される．この圧迫によってIb群線維の発火頻度が増加する．筋の張力とゴルジ腱器官の発火頻度には相関が見られることから，ゴルジ腱器官は筋張力を探知するセンサと考えられている．

❸ 皮膚の機械受容器

　皮膚局所の変形，または変位の大きさや速度などが皮膚の機械受容器によって検出され，触覚が生じる．機械受容器には，マイスネル小体，メルケル細胞，パチニ小体，ルフィニ終末の4種類があり，それぞれ刺激を探知する受容エリアの広さや反応する刺激の種類が異なっている．マイスネル小体は受容野が狭く，接触した物体の角度の鋭さや物体を掴んだときの滑りなどを感知する．メルケル細胞もまた受容野が狭く，遅い順応性で皮膚への圧力を感知する．パチニ小体は受容野が広く，物体が接触面から離れたときの衝撃などを感知する．ルフィニ終末も受容野が広く順応は遅いので，皮膚が強く伸ばされるときなどに反応し，物体の大まかな形を感知するのに役立つ．

7 　脊髄反射

　筋，腱，皮膚などの受容器から生じた感覚情報は脳に伝達されるだけでなく，α運動ニューロンの興奮性に対して直接的，あるいは介在ニューロンを介して間接的に影響を及ぼし，これを脊髄反射と呼ぶ．最も単純な脊髄反射には，筋が急激に伸ばされたときにIa群線維を通じてα運動ニューロンを興奮させる伸張反射がある．

❶ 伸張反射

　感覚器からの入力は脊髄内の神経回路に作用し，運動ニューロンの興奮性に影響を及ぼす．感覚受容器からの入力で効果器となる筋が収縮する反応は反射とされ，脊髄内の神経回路で生じる反射を脊髄反射という．代表的な脊髄反射は，大腿四頭筋の腱を叩くことで誘発される膝蓋腱反射である（図1-45）．これは筋紡錘由来の伸張反射で，膝蓋腱への打腱で大腿四頭筋が伸長され，筋紡錘から筋伸長の情報が脊髄へ伝えられる．感覚線維であるIa群線維はα運動ニューロンに興奮性のシナプス結合し，α運動ニューロンが発火することで伸長した大腿四頭筋が収縮する．この反射経路では，Ia群線維がα運動ニューロンに直接シナプス結合し，ひとつのシナプスだけを介する単シナプス反射となる．一方，筋伸長の感覚情報は脊髄の抑制性介在ニューロンへも伝えられる．この介在ニューロンは，打腱によって伸ばされた筋と拮抗関係にある筋のα運動ニューロンを抑制する．そのため拮抗筋の活動は抑制され，大腿四頭筋の収縮を妨げることなくスムーズな膝伸展が可能となる．抑制性の介在ニューロンをひとつ介して，2シナプスで拮抗筋を抑制するこの機序は，相反抑制（Ia抑制）と呼ばれる．

❷ Ib群線維による反射

　ゴルジ腱器官とつながるIb群線維はα運動ニューロンに直接投射することなく，抑制性の脊髄介在ニューロンにシナプス結合し，通常はα運動ニューロンを抑制する．この反射は自原抑制（Ib抑制）と呼ばれ，過度の負荷で筋や腱が損傷するのを防ぐ役割とされる．しかし，歩行中の立脚時には，Ib群線維からα運動ニューロンへの影響が抑制性ではなく促通性として作用することが観察されており，立脚時の筋活動発現に寄与している．

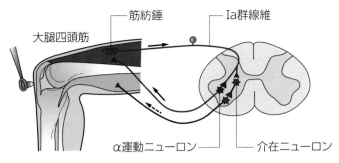

図 1-45　伸張反射の神経回路

第2章

トレーニングとからだづくりに必要な基礎知識

筋力トレーニングの基礎知識

　筋力トレーニングでは，最大筋力と収縮力の持続性を競技特性に合わせて向上させることを目的とする．筋収縮は筋の全体が中心に向かって張力を発生することである．身体運動中に見られる筋収縮の様式は，収縮時における筋長変化や速度の状態に基づいて分類される．その中で，筋長変化を基準とした筋収縮様式の分類では，等尺性，短縮性，および伸張性収縮の三つに大別される（図2-1）．実際のトレーニングでは，これらの収縮様式が組み合わせて利用されている．

　「収縮」という言葉そのものには，縮む，すなわち，長さが短くなるという意味が含まれるが，筋が収縮して力を発生させても，必ずしもその長さが短くなるわけではない．そのため，「収縮」ではなく「筋活動」という用語が使われることもあるが，本項では「収縮」で統一する．

1　筋収縮の様式

❶ 等尺性収縮

　筋力と外力の大きさが等しく，筋長が変わらない筋収縮のことをいう．このとき関節角度は一定である．ただし，安静状態から筋の発揮する力が増加していく過程では，関節角度が一定でも筋線維は短縮する．これは筋に連結する腱が伸長することや，関節に内在するたるみ等が除去されるためである．肘関節屈曲位でダンベルを一定の高さに保持しているときの上腕二頭筋の収縮や体力測定における握力の発揮は等尺性収縮の典型例である．静的収縮と呼ばれることもある．

❷ 短縮性収縮（求心性収縮）

　筋力が外力よりも大きく，筋が短縮しながら力を発揮する状態をいう．肘関節を屈曲させてダンベルを持ち上げるときの上腕二頭筋の収縮がこれにあたる．次に説明する伸張性収縮と合わせて動的収縮と呼ぶ．

❸ 伸張性収縮（遠心性収縮）

　筋が伸長されながら力を発揮する状態をいう．最大筋力よりも外力が大きく筋が強制的に引き伸ばされる場合や肘関節を徐々に伸展させてダンベルを下ろすときの上腕二頭筋の収縮がこれにあたる．伸張性収縮は等尺性収縮・短縮性収縮に比べて大きな力を発揮することが可能だが**遅発性筋痛**[①]を生じやすいことが知られている．

　動的収縮には，等速性収縮，等張性収縮と呼ばれる収縮様式もある．等速性収縮は特殊な装置によって関節の角速度を一定に保った筋収縮をいう．等張性収縮は一定の重りを持ち上げる場合の筋収縮を指す．ただし，「等速性」・「等張性」の収縮では，関節の角速度

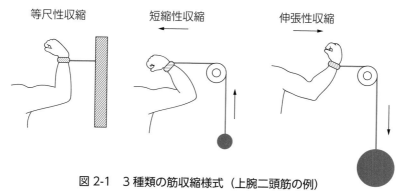

図 2-1　3 種類の筋収縮様式（上腕二頭筋の例）

等尺性収縮では上腕二頭筋の筋長は一定で，肘関節角度も一定である．短縮性収縮では，上腕二頭筋の
筋長が短くなり，肘関節が屈曲する．伸張性収縮では，上腕二頭筋の筋長が長くなり，肘関節が伸展する．

や外的な負荷が一定なだけであり，筋の収縮速度や発揮する力が常に一定なわけではない．また，これらの収縮も短縮性・伸張性収縮のいずれかに属する．実際の身体運動はさまざまな筋収縮様式が組み合わさって構成される．伸張性収縮とそれに続く短縮性収縮を伸張−短縮サイクル（stretch-shortening cycle: SSC）という．SSC では，短縮性収縮単独の場合に比べて大きな力やパワーを発揮できる．SSC の典型例として，反動をつけたジャンプが挙げられる．

┌用語解説┐

① **遅発性筋痛**（DOMS：delayed onset muscle soreness）…不慣れな運動や久しぶりに行った運動の終了後，1 〜 2 日後に生じる筋の痛みのこと．一般的に，痛みは運動中や運動直後には感じないが，運動から 24 〜 72 時間後にピークに達し，5 日〜 1 週間程度で消失する．

2　**最大筋力に影響する因子**

　最大筋力は 1 回の筋収縮で発揮できる最も大きな力であり，身体運動のパフォーマンスと強く関係する．スポーツ種目によっては，筋力の大きさが競技成績を決定してしまうこともある．ここではヒトが随意に発揮できる最大筋力に影響する因子について概説する．

❶ **筋断面積**

　等尺性最大筋力は，筋断面積にほぼ比例する（図 2-2）．すなわち，筋断面積が大きいほど等尺性最大筋力も強い．筋断面積には生理学的断面積と解剖学的断面積の 2 種類の捉え方がある．生理学的断面積は筋線維（筋細胞）の長軸に対して垂直な筋断面積で，平行する筋線維の断面積の総和である．一方，解剖学的断面積は筋の長軸に対して垂直な筋断面積である．紡錘状筋（平行筋）と羽状筋のそれぞれについて，生理学的断面積と解剖学的断面積を図 2-3 に模式的に表す．紡錘状筋では筋全体の収縮方向（図 2-3 の水平方向）と筋線維の長軸が一致しており，生理学的断面積と解剖学的断面積は等しい．一方，羽状筋では筋全体の収縮方向に対して筋線維が斜めに配置されており，解剖学的断面積よりも生理学的断面積の方が大きい．生理学的断面積は，筋体積を筋線維長で除することにより算出される．

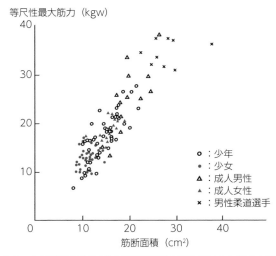

図 2-2　肘関節屈曲筋群の筋断面積と等尺性最大筋力の関係

（Ikai M, Fukunaga T: Calculation of muscle strength per unit cross-sectional area of human muscle by means of ultrasonic measurement. Int Z Angew Physiol 26(1) :26-32,1968. より）

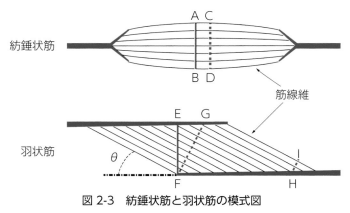

図 2-3　紡錘状筋と羽状筋の模式図

実線（AB，EF）が解剖学的断面積に相当し，点線（CD，FG と HI の和）が生理学的断面積に相当する．θ：羽状角

❷ 固有筋力

　固有筋力は筋の生理学的断面積あたりに発揮される力を意味し，以前用いられていた「絶対筋力」と同じ概念である．筋断面積が同程度の人でも，等尺性最大筋力には差が認められる（図 2-2）．これは固有筋力に個人差があることを意味する．固有筋力の個人差を生み出す主な要因として，神経系の因子と筋線維タイプが挙げられる．神経系は筋収縮を制御し，収縮に参加する運動単位の総数とインパルス発射頻度の調節によって発揮筋力を変化させている．運動単位の動員数が多いほど，また，動員された運動単位のインパルス発射頻度が高いほど発揮筋力は大きくなる．ヒトが随意で最大努力の筋力発揮を行ったとしても，筋の収縮能力を最大限に発揮できるとは限らない．このため，最大努力の筋力発揮中に身体外部から電気刺激を加えると，力が増大することがある．また，動作の主動筋だけでなく，拮抗筋の活動も筋力に影響を及ぼす．例えば，膝関節伸展筋力を最大努力で発揮する場合，主動筋である大腿四頭筋は当然高い活動を示すが，拮抗筋であるハム

ストリングスにも活動が認められる．ハムストリングスの収縮は膝関節屈曲筋力を生み出すため，計測される膝関節伸展筋力を低下させることになる．したがって，拮抗筋の活動をいかに抑制できるかが重要となる．これらの神経系の因子における個人差が固有筋力に影響を及ぼす．一方，筋線維にはいくつかのタイプがあり，速筋線維（Type II 線維）と遅筋線維（Type I 線維）では収縮特性が異なる．ヒトの筋は複数のタイプの筋線維の集合体であり，各筋線維が占める割合（筋線維組成）は筋や個人によって異なる．そのため，筋全体の断面積が同じであっても，速筋線維と遅筋線維の占める割合によって固有筋力の差が生じることになる．

❸ 羽状角

　羽状筋において，筋全体の収縮方向に対する筋線維の傾斜角度を羽状角という．筋線維はその長軸方向に力を発揮するため，筋全体の収縮方向に作用するのは筋線維の発揮した力のうち，余弦（コサイン）成分だけである．したがって，羽状角が大きくなるにつれ筋全体の収縮方向に作用する力は低下する．羽状角の大きさも筋や個人によって差がある．通常，ヒトの骨格筋の羽状角は 5° 〜 25° 程度なので，余弦（コサイン）値は 0.91 〜 0.99 となり，羽状角による力の伝達効率の低下はさほど大きくない．なお，生理学的断面積の算出に羽状角の余弦成分を含めてその値から固有筋力を求めることで，固有筋力に影響を及ぼす因子として羽状角を捉える見方もある．

❹ モーメントアーム

　筋は関節をまたいで骨に付着しているため，筋収縮によって関節に回転運動が生じる．関節の回転中心から筋が発揮する力の作用線までの距離をモーメントアームという（図 2-4）．筋の発揮した力とモーメントアームの積を関節**トルク**[①]という．ヒトでは筋が発揮した力そのものを計測することが難しいため，関節トルクを最大筋力の指標とすることが多い．この場合，モーメントアームが長いほど関節トルクも大きい．

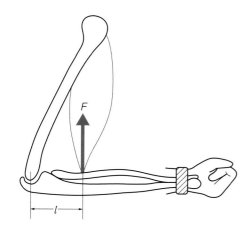

図 2-4　上腕二頭筋のモーメントアーム
　　F：上腕二頭筋の発揮する力，l：上腕二頭筋のモーメントアーム

───────────
┌**用語解説**┐
① **トルク**…力のモーメント．回転運動を生じる力の効果．

3　トレーニングによる最大筋力の向上と影響因子の変化

　筋力トレーニングを継続することによって最大筋力は向上する．これは前項で取り上げた最大筋力に影響する因子が，トレーニングによって変化することで生じる．本項ではこれらの変化について概説する．

❶ 筋断面積

　筋力トレーニングによって筋断面積は増加する．このことは，筋力トレーニングを長年実施しているスポーツ選手の身体を見れば容易に想像できる．ひとつの筋は筋線維の集合体であり，筋断面積は筋線維断面積と筋線維数の積として捉えることができる．そのため，筋断面積の増加は，筋線維断面積・筋線維数のいずれか，あるいはその両方の増加によるものと考えられる．筋力トレーニングは，筋線維断面積を増加させることがわかっている．筋線維タイプ別にみると，遅筋線維（Type I 線維）よりも 速筋線維（Type II 線維）において断面積の増加が顕著である（図 2-5）．一方，トレーニングによって筋線維数が増加するか否かは，明確な結論が出ていない．従来，筋力トレーニングを行っても筋線維数の増加は生じないと考えられてきた．しかし，筋線維数の増加を示唆する研究結果も報告されている．これまでの報告を総合すると，筋力トレーニングによる筋全体の断面積増加の主要因は筋線維断面積の増加であり，筋線維数の増加が生じたとしても，筋断面積の増加に対する貢献度はそれほど高くないものと考えられる．

❷ 固有筋力

　一般的に筋力トレーニングによる最大筋力の増加率は，筋断面積の増加率を上回る．すなわち，筋力トレーニングによって固有筋力は増加する．この固有筋力の増加には，筋力発揮に関わる神経系の因子の改善が主に関与していると考えられている．神経系の因子に生じる変化の詳細は明らかになっていないが，運動単位参画パターンの同期化や興奮水準レベルの上昇が挙げられている．

　筋内の速筋線維と遅筋線維の数の割合は，遺伝的影響を強く受け，筋力トレーニングに

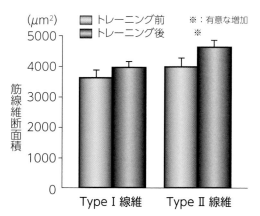

図 2-5　筋力トレーニングによる筋線維断面積の変化

（Aagaard P, et al: A mechanism for increased contractile strength of human pennate muscle in response to strength training: changes in muscle architecture . J Physiol 534(2):613-623, 2001. より）

よる変化は生じにくいと考えられている．ただし，筋力トレーニングによる筋線維断面積の増加は遅筋線維よりも速筋線維で顕著であるとされる（図 2-5）．そのため，理論的にはトレーニング後には筋全体の断面積に占める速筋線維断面積の割合が増えることになる．これは固有筋力を増加させる要因となり得るが，このような筋線維レベルでの変化と固有筋力の変化との関連について，明確な結論は出ていない．

❸ 羽状角

　羽状角は筋量にほぼ依存しており，筋量が多いほど羽状角も大きくなる．筋力トレーニングによって筋が肥大すると，羽状角も増加する．筋肥大によって羽状角が増大することは，生理学的断面積が大きくなるというメリットがある一方で，余弦（コサイン）成分の減少により，力の伝達効率が低下してしまうというデメリットがある（図 2-6）．両者のバランスが最大筋力に及ぼす影響を検討した試算によると，45°までは羽状角の増加に伴うメリットの方が大きいが，45°を超えるとデメリットの方が大きくなる．一般にヒトの骨格筋の羽状角は 5°〜 25° 程度であり，筋力トレーニング による羽状角の増加も数度にとどまる．したがって，羽状角増加に伴うデメリットを気にしてトレーニング内容を調節する必要はない．ただし，高度に鍛えられたボディビルダーの筋では羽状角が 45° を超えることがある．

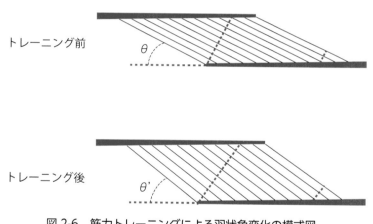

図 2-6　筋力トレーニングによる羽状角変化の模式図
θ：トレーニング前の羽状角　　　θ'：トレーニング後の羽状角

　【経時変化】筋力トレーニングに伴う最大筋力および最大筋力に影響する因子の経時変化を図 2-7 に模式的に示す．最大筋力（1 段目）は，トレーニングの経過に伴って増加するが，増加の程度はしだいに緩やかになっていく．トレーニング初期（図中の点線まで）における筋断面積（2 段目）の増加はわずかであり，この時期に見られる最大筋力の増加は主に固有筋力の増加によるものである（3 段目）．この固有筋力の増加は神経系の因子の改善によるものと考えられ，筋放電量の増加（4 段目）や収縮に参加する筋線維数の増加（5 段目）に反映される．その後は固有筋力の増加が緩やかになり，筋断面積が増加することで最大筋力が増加する．このように，筋力トレーニング開始後の時期によって最大筋力の増加を引き起こす主要因は異なることが知られている．

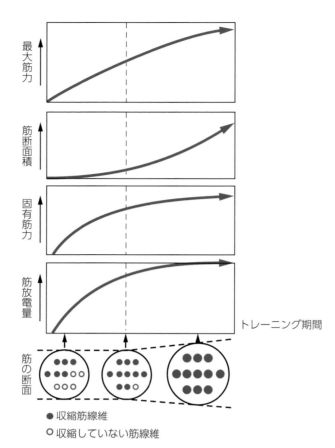

図 2-7　筋力トレーニングの効果を表す模式図
（福永哲夫：ヒトの絶対筋力. 杏林書院, 1978. より）

筋力トレーニングプログラム作成の基礎知識

　筋力トレーニングのプログラムによって，得られる効果は異なる．トレーニング効果を左右する主なプログラムの要素は，負荷，量，頻度，および運動の種類である．スポーツ科学領域で世界最大規模の学会であるアメリカスポーツ医学会（American College of Sports Medicine：ACSM）は，これまでの研究成果を基に筋力トレーニングプログラムを立案する際の指針をまとめている．本項では健康な成人を対象としたACSMの指針を基に各要素について解説する．

1 ▶ 筋力トレーニングプログラムの要素

❶ 負　荷

　筋力トレーニングによる筋線維断面積の増加は速筋線維で顕著であり，速筋線維が動員されるのは発揮筋力が大きくなってからである（サイズの原理）ため，負荷は高めに設定することが重要である．一方，高過ぎる負荷は傷害の可能性を高めることにもなる．ACSMの指針では，8〜12回の反復が可能な負荷が推奨されている．**漸進性の原則**[①]を考慮して，それぞれの種目について定期的に負荷を調節する必要がある．

❷ 量（反復回数とセット数）

　1セットあたりの反復回数は負荷と関連があり，負荷が高くなると反復可能な回数は少なくなる．また，同じ負荷でもセット数が増えるにつれて，反復可能な回数は減少する．ACSMの指針では，ひとつの筋群について，1セットあたり8〜12回の反復回数で，2〜4セット行うことが推奨されている．このセット数は同じ運動で行っても，同じ筋群を鍛える別の運動を組み合わせても構わない．各セットは疲労に達した時点で終了し，おもり（重錘）を挙上できなくなる時点まで行わないようにする．おもりを挙上できなくなる時点まで反復すると，傷害や重度の遅発性筋痛を起こす可能性が高まる．

❸ 頻　度

　身体の十分な回復を図る上で頻度の設定は重要である．頻度が高過ぎるとオーバートレーニングを招く危険性がある．ACSMの指針では，大筋群（胸部，肩，背部，腹部，臀部，下肢の筋群）について，それぞれ週2ないし3回，48時間以上の間隔を空けて行うことが推奨されている．1日で全身の筋群に対してトレーニングを行ってもよいし，対象筋群を分けて別々に実施しても構わない．例えば，上半身と下半身に分けてそれぞれを週2回設定し，合計週4回のトレーニングを行うプログラムが考えられる．

❹ 運動の種類

　筋力トレーニングの効果の現れ方には**特異性の原理**[②]があてはまるため，目的に応じた運動の種類を選択する必要がある．ACSMの指針では，複数の筋群を鍛える多関節運動で，拮抗する筋群の両者を鍛えるトレーニング種目を選ぶことが推奨されている．拮抗する筋群とは，大腿四頭筋とハムストリングス，腹部と背部のような互いに反対の作用を持つ筋群のことをいう．これらにアンバランスが生じると，傷害を引き起こす可能性が生じる．大筋群を鍛える単関節運動をプログラムに加えても構わない．

┌─**用語解説**─┐

① **漸進性の原則**…トレーニングが進むにつれて，運動ストレスの内容を質・量の点から高めていく必要があることを意味する．

② **特異性の原理**…トレーニング中の運動ストレスの内容とその与え方を反映した変化が身体の形態と機能に生じることを意味する．

▶2 　筋の出力特性とトレーニングによる変化 ①

　ある筋が等尺性収縮で発揮できる力の大きさは，その筋の長さによって変化する．これは筋の長さ－力関係と呼ばれ，骨格筋の基本的な収縮特性のひとつである．本項では，筋の長さ－力関係やその影響を強く受ける関節角度－トルク関係，筋力トレーニングによる関節角度－トルク関係の変化について紹介する．

❶ 長さ－力関係

　筋の長さ－力関係は筋の微細構造に由来する（図2-8）．筋節（サルコメア）の発揮できる力は，主にミオシンで構成される太いフィラメントと，主にアクチンで構成される細いフィラメントのオーバーラップの量に影響される．筋節長が長過ぎるとオーバーラップの量が少なく，発揮できる力は弱い（図2-8の1）．ここから筋節長が短くなる（図2-8の1から2）とオーバーラップの量が増加し，発揮できる力も増加する．この領域を下行

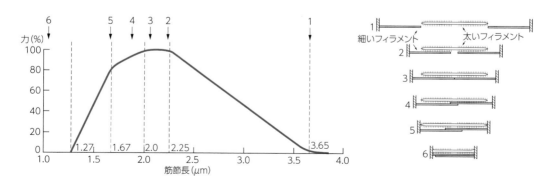

図 2-8　筋節の長さ-力関係（左）とフィラメントの配置（右）

（Gordon AM, et al: The variation in isometric tension with sarcomere length in vertebrate muscle fibres. J Physiol 184(1):170-192, 1966. より）

脚という．オーバーラップの量が最大に達するとき，発揮できる力も最大となり，この長さを至適長という（図 2-8 の 2 から 3）．一方，至適長よりも短い領域を上行脚といい，筋節長が短くなるにつれて，発揮できる力が減少する（図 2-8 の 3 から 6）．これは，細いフィラメントどうしが重なったり，太いフィラメントが Z 膜にぶつかったりすることによるものと考えられている．筋節の集合体である筋線維や筋においても，筋節と同様の長さ－力関係が見られる．

❷ 関節角度－トルク関係

筋は関節をまたいで骨に付着しており，筋長の変化は関節角度の変化に対応する．また，筋の発揮した力は，それにモーメントアームを掛け合わせた関節トルクとして身体外部に作用する．そのため，筋の長さ－力関係は関節角度－トルク関係（図 2-9）に強く影響を及ぼす．ただし，関節角度によってモーメントアームが変化すること，通常はひとつの関節の運動に対して複数の筋が関与することから，関節角度－トルク関係が特定の筋の長さ－力関係を表すわけではない．

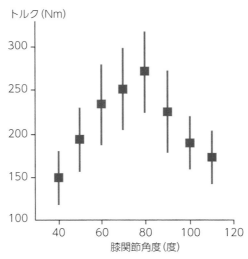

図 2-9　膝関節角度-伸展トルク関係

膝関節角度の値が大きいほど，膝関節は屈曲し，大腿四頭筋（主働筋）の筋長は長くなる．
（Kubo K, et al: Effects of series elasticity on the human knee extension torque-angle relationship in vivo.
Res Q Exerc Sport. 77(4):408-416, 2006. より）

❸ 関節角度－トルク関係のトレーニング変化

筋力トレーニングを実施する筋長（関節角度）は，関節角度－トルク関係のトレーニング変化に影響を及ぼす．対象とする筋の筋長が短い関節角度で等尺性収縮によるトレーニングを実施すると，その関節角度付近でトルクの増加は大きくなるが，筋長が長い関節角度での効果は小さくなる（図 2-10a）．一方，筋長の長い関節角度で等尺性収縮によるトレーニングを実施すると，トレーニングを実施した関節角度だけでなく，筋長が短い関節角度においてもトルクの増加が認められる（図 2-10b）．このような筋長（関節角度）によるトレーニング効果の差異は，主に神経系の因子の変化によるものと考えられている．

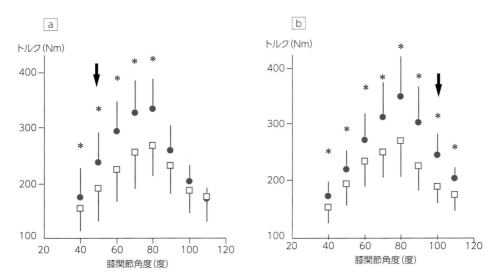

図 2-10　異なる関節角度でのトレーニングによる関節角度-トルク関係の変化

矢印はトレーニングを実施した関節角度を示す．筋長の短い関節角度でトレーニングを実施すると，トレーニングを実施した関節角度付近のみでトルクの増加が見られる（a）．筋長の長い関節角度でトレーニングを行うと，幅広い関節角度でトルクが増加する（b）．＊：有意な増加

（Kubo K, et al: Effects of isometric training at different knee angles on the muscle-tendon complex in vivo. Scand J Med Sci Sports 16(3):159-167, 2006. より）

3　筋の出力特性とトレーニングによる変化 ②

　筋が発揮できる力の大きさは，筋の長さだけでなく収縮する速度とも強く関連している．収縮速度と力の関係を筋の力－速度関係といい，長さ－力関係とともに骨格筋の基本的な収縮特性を表す．また，力と速度の積をパワーという．本項では，筋の力－速 度－パワー関係とそのトレーニング変化について解説する．

❶ 力－速度関係

　筋は短縮性収縮の速度が低ければ大きな力を発揮できるが，収縮速度が速くなると発揮できる力が減少する．このことは重い物はゆっくりとした速度でしか持ち上げられないが，軽い物であれば速い速度で持ち上げられる，という日常生活の体験からも理解できる．筋の力－速度関係は，以下の式（ヒルの特性式）の直角双曲線で示される（図 2-11）．

$$(P + a)v = b(P_0 - P) \qquad あるいは \qquad (P + a)(v + b) = (P_0 + a)b = 一定$$

　ここで，aとbは定数であり，Pは力（または負荷），P_0は等尺性最大筋力，vは筋の短縮速度を表す．この式はカエルの筋を用いた実験から導かれたものであるが，ヒトの筋においても成り立つことが示されている．力と速度の関係は直角双曲線であるため，力が低い領域ではわずかな力の増加が大きな速度低下をもたらす．また，速度ゼロ（＝等尺性収縮）からわずかに速度が増加するだけで力は大きく低下する．負荷の増大に伴う速度減少の原因は，化学的エネルギー反応の速さに限界があるためであると考えられている．

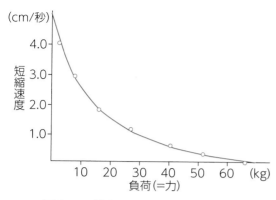

図 2-11　摘出筋の力−速度関係

（Hill AV : The heat of shortening and the dynamic constants of muscle. Proc R Soc Lond B Biol Sci 126:136-195, 1938. より）

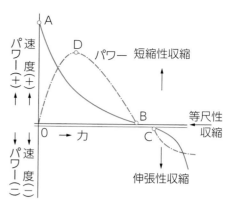

図 2-12　筋の力−速度−パワー関係

（金子公宥：パワーアップの科学．朝倉書店，1988. より）

実線は力−速度関係を表し，一点鎖線は力−パワー関係を表す．

❷ パワー

　力と速度を掛け合わせた値をパワーという．パワーは単位時間当たりの仕事であり，身体運動のパフォーマンスにも強く影響を及ぼす．また，仕事とは力と距離の積である．

$$パワー = \frac{仕事}{時間} = \frac{（力 \times 距離）}{時間} = 力 \times \frac{距離}{時間} = 力 \times 速度$$

　力−速度関係に力−パワー関係を合わせたものを図 2-12 に示す．短縮性収縮における力−パワー関係は上に凸の曲線であり，最大パワー（図 2-12 の点 D）は等尺性最大筋力（図 2-12 の点 B）のおよそ 30％ で発揮される．図 2-12 では短縮性収縮・等尺性収縮に加えて伸張性収縮における力−速度−パワー関係も表示されている．伸張性収縮では，短縮性収縮・等尺性収縮よりも大きな力を発揮することが可能である．また，伸張速度の増加に伴って力は徐々に増加し，パワーも増える．

❸ 速度・力・パワーのトレーニング変化

　筋力トレーニングにより，速度・力・パワーのそれぞれが向上する．ただし，それらの効果は設定された負荷内容に依存する（図 2-13）．全力による筋力発揮の反復を条件とした場合，無負荷（力≒ゼロ）でのトレーニング（0％ 群）は，無負荷での最大速度を増加させるが，等尺性最大筋力の増加はほとんど見られず，パワーに対する効果もさほど大きくない．一方，等尺性最大筋力発揮（速度＝ゼロ）でのトレーニング（100％ 群）は，等尺性最大筋力を大きく向上させ，パワー発揮能力の向上に高い効果を示すが，無負荷での最大速度に対する効果は大きくない．それに対して，等尺性最大筋力の 30％ や 60％ に相当する負荷でのトレーニング（30％ 群・60％ 群）は，等尺性最大筋力，無負荷での最大速度，およびパワー発揮能力のいずれにおいても効果をもたらす．とりわけ，等尺性最大筋力の 30％ 負荷によるトレーニングは，他の負荷条件と比較して最大パワーに対する効果が大きいことがわかっている．

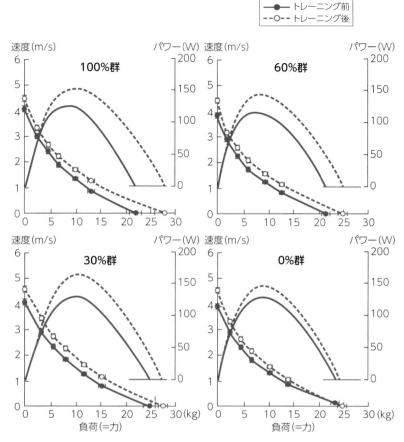

図 2-13　4 種の負荷でのトレーニングによる力-速度関係（凹型）と
力-パワー関係（凸型）の変化

（金子公宥，他：人体筋の力・速度・パワー関係に及ぼすトレーニング効果．体力科学 30(2):86-93，
1981. より）

3 コンディショニングに必要な体幹トレーニング

1 ▶ 体幹トレーニングの重要性について

　体幹は書いて字のごとく「体（からだ）」の「幹（みき）」であり，正しい姿勢の保持やスムーズな四肢運動を行うための安定性，支持性を担っている重要な部位である．「幹（みき）」が不安定になれば，頸部痛や肩こり，腰痛の原因となる．さらに四肢の筋力発揮不足，運動遂行能力低下など，身体機能の状態を保つ上でも体幹機能は重要である．

　近年，リハビリテーション分野で体幹トレーニングによる静的バランスの向上が報告され，高齢者の体力アップ，転倒予防，スポーツ選手のパフォーマンス向上，ダイエット，美容などに幅広く応用されている．また，スポーツ選手においては，「軸」の安定を獲得することで，最大筋力の発揮，動作の安定性，協調性，俊敏性に寄与する．さらに，体幹の外傷，障害の予防や運動連鎖の観点から，四肢のスポーツ傷害の予防にも寄与する．

　体幹トレーニングの中でも特に，腹筋群に対するトレーニングは重要であり，なかでも腹部深層筋（ローカルマッスル）が注目されている．ローカルマッスルの中でも最深層に位置する腹横筋（図2-14）は腹腔内圧を上昇させ，胸郭の固定に寄与し，さらには体幹の安定性作用を有するため，腹横筋トレーニングは腰痛消失および予防の効果があるとされている．効果的な腹横筋収縮の条件を検討した報告は散見されるが，腹横筋を意識した収縮自体を日常生活で行うことが少なく，深層に位置するため視覚的にも触診によっても収縮を感じることは困難である．また，グローバルマッスル（腹直筋や外腹斜筋など）を抑制させながら腹横筋だけを選択的に収縮させるトレーニングは重要だが，その手技の獲得は難しく，指導に難渋することが多い．本項では，体幹トレーニングの基礎である腹横

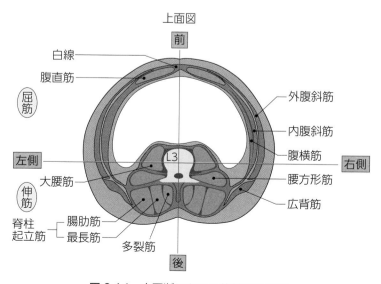

図 2-14　水平断における体幹筋の位置

筋トレーニングの実際について解説する.

2　体幹トレーニングの実際

❶ 体幹トレーニング前の準備

　体幹の筋力トレーニングを行う前に，腹筋および背筋群の柔軟性を改善し，腹横筋収縮を得やすい状況を作る．筋肉が硬い状態で急激なストレッチを行うと，痛みを生じる可能性があるので，まずは筋肉を弛緩させ，その後ストレッチを開始する.
　①背臥位でボールを背部の下に置く．ボールの位置は，胸腰椎移行部，肩甲骨下角，上位胸椎の3ヵ所とする．大きくゆっくり3回深呼吸を行い，ボールの場所を変えていく（図2-15）.

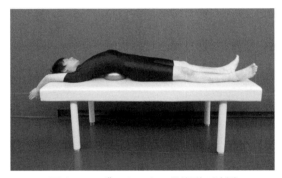

図2-15　ボールによる背筋群の弛緩

　②腹臥位でボールを腹部の下に置く．ボールの位置は，臍部下方，臍部直上，臍部上方の3ヵ所とする．大きくゆっくり3回深呼吸を行い，ボールの場所を変えていく（図2-16）.

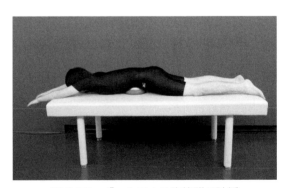

図2-16　ボールによる腹筋群の弛緩

③正座の状態から肘をついて体幹を屈曲し，腰背部を伸張させる（図 2-17）.

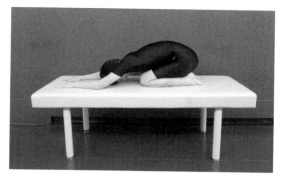

図 2-17　背筋群のストレッチング

④腹臥位で体幹を伸展し，腹筋群を伸張させる（図 2-18）.

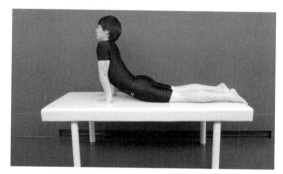

図 2-18　腹筋群のストレッチング

❷ 腹横筋トレーニングの基本

①背臥位で肩関節を最大挙上する．その状態で，頭側かつ背部方向へ臍部を移動させるよう意識しながら腹部をへこませる（ドローイン）．ここではへこませる運動方向を習得させる（図 2-19）.

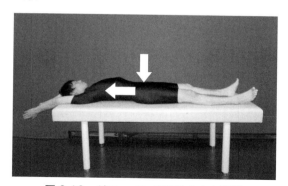

図 2-19　ドローインの運動方向を習得

②背臥位で膝を屈曲し，ドローインを行う．アウターマッスル（腹直筋，外腹斜筋）の過剰収縮を起こさないこと，胸郭が過剰に開大していないことを確認しながら行う．膝関節の間にボールを挟み，つぶしながら行うと効果的である．四つん這いでも行う（図 2-20）.

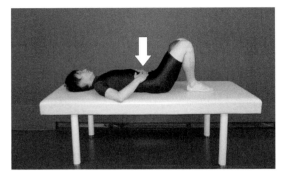

図 2-20　ドローイン（背臥位）

③坐位や立位でもドローインを行う意識を習得する.

❸ ドローイン＋上下肢運動

①背臥位でドローインを行った状態から,
　膝関節を伸展位で股関節を屈曲する. 対
　側の下肢は屈曲位から始め, 慣れてきた
　ら伸展位でも実施する（図 2-21）.

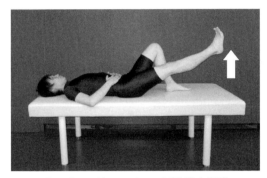

図 2-21　ドローイン＋下肢挙上運動

②四つん這いでドローインを行い, 上肢・下肢を一側ずつ挙上させる. 慣れてきたら右
　上肢と左下肢, 左上肢と右下肢とクロスで行う. 体幹が崩れないように注意する（図
　2-22）.

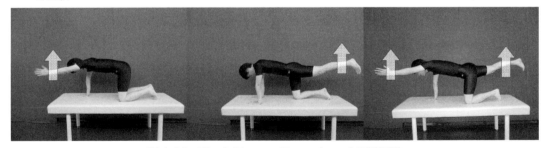

図 2-22　四つん這いでのドローイン＋上下肢運動

③背臥位で両股関節・膝関節を屈曲させる. ボールを両膝に挟み, 上下, 左右に回転運
　動を行う（図 2-23）.

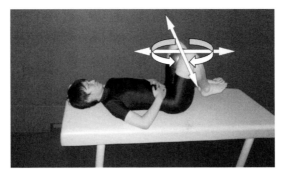

図 2-23　ドローイン＋股関節運動

❹ ドローイン＋胸郭運動

①側臥位,肩関節 90°屈曲位で両手を組む.両股関節,膝関節を屈曲位で,ドローインを保持しつつ,両下肢を持ち上げる[9].下位肋骨に付着するインナーマッスルである下後鋸筋を賦活させることが可能になる.体幹の軸から逸脱しないように気をつけて行う.左右両方行う(図 2-24).

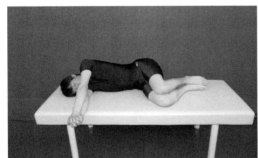
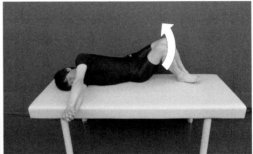

図 2-24　ドローイン＋下位胸郭運動(下後鋸筋)

②側臥位で下方の肩関節を 180°屈曲位,上方の肩関節を外転・外転させ,頭部に位置させる.下肢は上方の股関節・膝関節を 90°屈曲させ固定する.その状態からドローインを保持しつつ,上体を回旋させる.上位肋骨に付着し,菱形筋群の深層に位置する上後鋸筋を賦活させることが可能である.過度な肩甲骨内転や体幹の軸から逸脱しないように注意する(図 2-25).

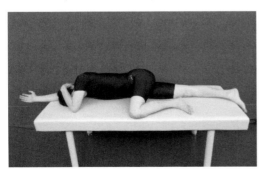
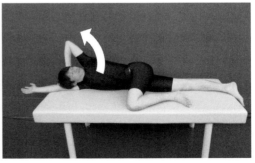

図 2-25　ドローイン＋上位胸郭運動(上後鋸筋)

❺ ドローイン＋ CKC（closed kinetic chain）動作[①]

①ベッド上でドローイン動作を獲得した後は，実際のスポーツ動作に近い，スクワット
やランジ動作などの動きづくりを行う．ドローインを獲得できていると，これらの動
作を適切なアライメントで行うことが可能になる（図 2-26）．

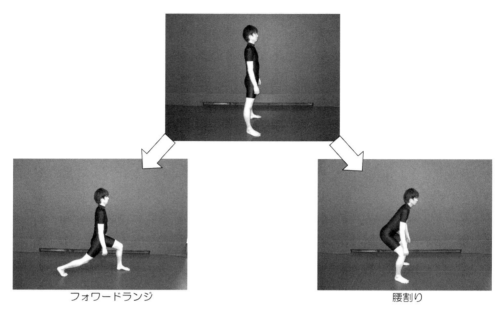

フォワードランジ　　　　　　　　　　　　　　　　　　腰割り

図 2-26　ドローイン＋ CKC 動作

②フォワードランジの状態をとる．前方から加えられる抵抗に対し，体幹を垂直に保持
しながら前方へ移動する（図 2-27）．この動作の獲得は，アスレチックリハビリテー
ションからの競技復帰の目安になる．また，傷害予防のスクリーニングにも有用であ
る．

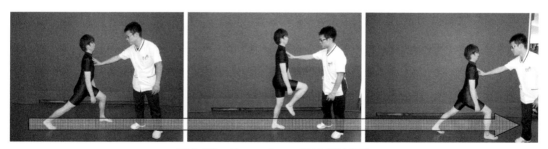

図 2-27　ドローイン＋ CKC 抵抗運動

［用語解説］

① CKC（closed kinetic chain）；手や足を床面に付けた荷重位で行う運動を表す．反対に手や足
を床面からはなした非荷重位で行う運動を OKC（open kinetic chain）という．

❻ 腹横筋賦活テーピング (abdominal musculature activation taping：AMAT)

　ドローインの習得が困難な選手や動作の中で保持できない場合に，AMAT を用いると，簡便に腹横筋収縮を得ることができる．貼付方法は，臍部から3横指遠位を開始位置とし，第11肋骨下端を通り背側上方に押し上げるよう，左右2枚ずつ半円状に貼付する．貼付時のテープのテンションは最大とする．選手にはできる範囲でドローインを行わせ，腹部を膨らませないように意識させる（図 2-28）．

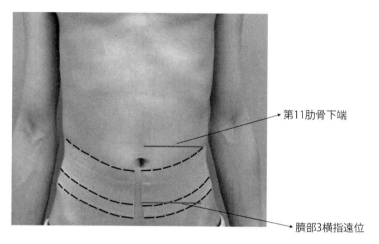

図 2-28　腹横筋賦活テーピング

　AMAT の効果を図 2-29 に示す．安静立位時の腹横筋筋厚が 22%上昇していることがわかる．

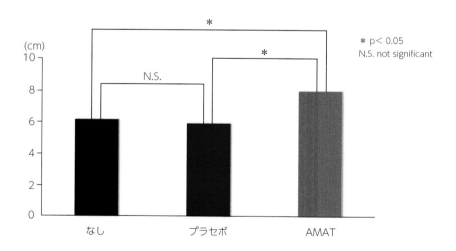

図 2-29　腹横筋賦活テーピングの効果

4 運動とからだづくりのための栄養学

1 アスリートの食事

　ヒトのからだの中では常に分解と合成が繰り返されているため，体内は大化学工場にたとえられるが，何かひとつでも材料が足りなければ生合成ができなくなる．この材料を確保するために，毎日の食事から栄養素を取り入れることが必要であり，特に運動量の多いアスリートでは栄養素の必要量も多くなる．そのため，アスリートは自分のからだの状態とともに必要な栄養素の働きや食べ物についても理解し，日々の食事を考えて摂取することが必要である．アスリートにとって食事は楽しみでもあるが，パフォーマンスを上げるためのトレーニングの一部でもあることを忘れてはならない．

2 「基本の食事」のとり方

　アスリートは競技種目にかかわらず「基本の食事」ができているかが重要になる．「基本の食事」のとり方で大切なポイントは，①欠食しないこと，②バランス良く食べること，③運動後の摂取タイミングを逃さないこと，である．

❶ 欠食しない！

　アスリートが1日に消費するエネルギーや栄養素は多く，最低1日3食を規則正しく食べることが基本になる．欠食すると必要なエネルギーを確保できず，スタミナの低下や疲労回復が遅れる．また，からだを維持するために必要な栄養素の確保もできないため，からだの作り変えがうまくいかず，怪我の危険性が高まる．食事は**生体リズム**①を正常に動かし，体内でのホルモン分泌や消化管の働きに影響を与える．欠食は生体リズムを狂わせ，コンディショニングに悪影響を及ぼす．そのため，欠食なく規則正しく食事をとることはベストコンディションの維持に欠かせない．特に朝食は1日の食事リズムを確立する

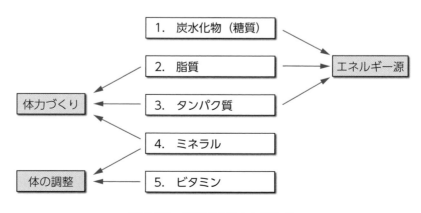

図 2-30　栄養素の働きを知ろう

上でも重要な働きがあり，脳の唯一のエネルギー源である糖質の摂取をはじめ，ビタミン，ミネラルの不足を生じないためにも必ず摂取する習慣をつける必要がある.

❷ 食事のバランスを整える

　アスリートのコンディションの維持には，からだに必要な栄養素を取り入れることが重要である．食材にはさまざまな栄養素が含まれているが，残念ながらある特定の食品だけを食べて，必要な栄養素をすべてとることができる完全な食品はない．そのため，からだに必要な栄養素を取り入れるためには，食材の特徴や栄養素の働きを知って上手に組み合わせて食べる必要がある．すなわち，アスリートの食事の基本はバランス良く食べることである．そのためには，主食・主菜・副菜に乳製品と果物を加えた**「フルコース型」の食事**（図 2-32）を基本とし，単品よりも「フルコース型」で食事をするように心がけることが肝要である．また，フルコース型でも品数を増やすこと，彩りを増やすことでより多くの栄養素を取り入れることができる．さらに，エネルギー源である栄養素の摂取バランス（PFC 比率）を考えることも必要になる.

　エネルギー源となる糖質・脂質・タンパク質の体内貯蔵量のうち，糖質の貯蔵量が最も少なく，体内貯蔵量だけでは 1 日に必要なエネルギーを作り出すことはできない．そのため，すべてのアスリートは**グリコーゲン**②の貯金を維持するために，<u>1 日に摂取するエネルギーの 60％を糖質から摂取</u>することが基本となる（図 2-31）．その上で競技特性やトレーニングの目的によって食材を増減させる．また，激しいトレーニングを行うアスリートでは，大量の酸素摂取から発生した活性酸素によって，体組織のタンパク質などの成分が酸化されて傷害を受ける可能性があり，抗酸化作用のあるビタミン類（ビタミン A，ビタミン C，ビタミン E）やポリフェノールが不足しないように，野菜や果物の摂取を心がける必要がある.

［用語解説］
① **生体リズム**…生体リズムは睡眠，ホルモン分泌，深部体温のコントロールを司っている.
② **グリコーゲン**…糖質の体内での貯蔵の形．食品中の糖質はグルコースに分解されて細胞内で吸収され，肝臓と筋肉に貯蔵されている.

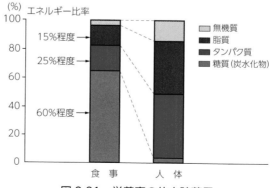

図 2-31　栄養素の体内貯蔵量

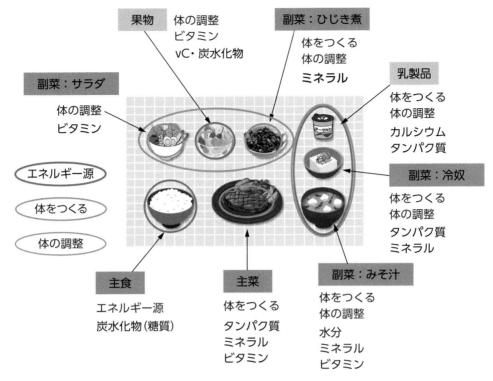

図 2-32　フルコース型の食事例

表 2-1　食品構成

| エネルギー | 穀類野菜 | | 肉類 | 魚介類 | 卵 | 豆類 | 乳製品 | 芋類 | 野菜 | | 海藻類 | きのこ類 | 果物 | 砂糖 | 油脂類 |
	米(めし)	その他							緑黄色	その他					
4500kcal	1500 g	100 g	180 g	80 g	2 個	120 g	牛乳 4 杯	100 g	150 g〜	250 g〜	4 g	15 g	250 g〜	30 g	55 g
3500kcal	1100 g	80 g	130 g	70 g	1 個半	100 g	牛乳 3 杯	100 g	150 g〜	250 g〜	4 g	15 g	200 g〜	25 g	40 g
2500kcal	785 g	60 g	80 g	60 g	1 個	100 g	牛乳 2 杯半	80 g	150 g〜	200 g〜	4 g	15 g	200 g〜	15 g	20 g

(小林修平：アスリートのための栄養・食事ガイド．より改変)

❸ 摂取タイミングの重要性

　運動後の体内では細胞への糖の取り込みが活発となり，グリコーゲンの回復が急速に行われる．そのため，運動後はできるだけ早くバランスの良い食事をとることが勧められる．しかし，練習後すぐに食事をとることが難しい場合は，『補食』として糖質を豊富に含む食品をとることで速やかなグリコーゲンの回復につながり，体タンパクの分解を抑制することができる．重要なのは運動後にできるだけ早く摂取することで，時間が経つほど回復が遅れる．また，選んだ食品に脂質が多く消化に時間がかかると糖の取り込みが遅れることから，摂取する食品の選択も重要である．

　【補食の必要性】補食は間食と異なり，目的を持って食べる必要がある．以下に補食の目的と働きをまとめる．

（1）エネルギーや栄養素の不足を補う

　アスリートが必要とするエネルギー量は多く，体格が大きく消費するエネルギー量が多

い選手では，1 日 3 食では必要なエネルギー量と栄養素を到底補うことができない．その
ため，食事を 1 日 3 食摂取した上で，必要に応じて「補食」を 1 ～ 2 回増やして摂取する
ことが必要になる．

（2）グリコーゲンの回復を早める

　「補食」は単にエネルギー量を補うためだけではなく，運動後に速やかに「補食」を摂
取することで筋肉の分解を抑え，筋グリコーゲンの回復を促してスタミナの維持や疲労回

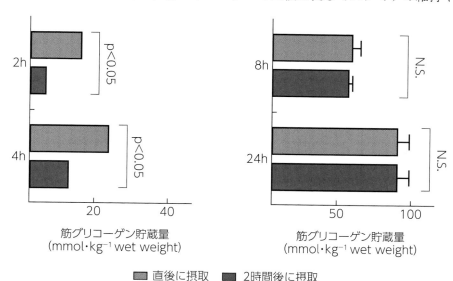

筋グリコーゲン貯蔵量
(mmol·kg⁻¹ wet weight)

■ 直後に摂取　　■ 2時間後に摂取

図 2-33　糖質摂取のタイミングとグリコーゲン貯蔵量

（Parkin JA, et al; Muscle glycogen storage following prolonged exercise: effect of timing of ingestion of high glycemic index food. Med Sci Sports, Exerc, 1997. より引用一部改変）

表 2-2　補食の必要性

運動前・運動中では

・スポーツドリンクなど糖分の入った飲み物 ──→ カロリーオフではない

・ゼリー（菓子）

・果汁100％ジュース（運動直前の多量摂取は避ける）

・バナナ（よく噛んで食べよう）

・補助食品（エネルギーゼリー）

運動後では ──────────→ 食事に差し支えない量に

・おにぎり，パンなど

・バナナなどの果物 ──→ 消化の良いものに

・和菓子

・乳製品

・焼きいも

・果汁100％ジュース

復を早めることができる（図 2-33，表 2-2）．「補食」はできるだけ運動後の早いタイミン
グで摂取することがポイントであり，グリコーゲンの急速回復を狙うには練習後 30 分以
内，遅くとも 1 時間以内に摂取することが勧められる．2 時間以上経過すると「補食」を

とってもグリコーゲンの急速回復が遅れる.

　からだづくりの食事

　からだを効率良く作るためには，からだに必要な材料をとることに加え，成長ホルモンの分泌が十分に行えているかがポイントになる．そのため，からだづくりに必要な材料となる栄養素を摂取するとともに，成長ホルモンの分泌を促すレジスタンストレーニングの実施と質の良い睡眠をとることがポイントになる．骨づくり，筋肉づくりともに長期的に取り組むことが，丈夫なからだ，筋肉の増量につながることから，からだづくりにおいては食もトレーニングであるという意識をしっかり持つことが必要である.

❶ 骨づくり

　からだづくりの基礎として，筋肉を支える丈夫な骨づくりは重要である．特に成長期のアスリートでは，骨密度を高めるためにより意識して行う必要がある．丈夫な骨をつくるためには，カルシウム・マグネシウム・リンなどミネラルの摂取が必須である．また，骨はコラーゲン線維によって形成されており，コラーゲンの合成（⇒ミニコラム参照）に必要なタンパク質やビタミンCの摂取が必要となる．カルシウムの摂取では，多量のリンを同時に摂取すると腸管からのカルシウムの吸収が阻害されるため，リンが添加されているインスタント食品，加工食品，スナック菓子，炭酸飲料などの摂取には気をつける必要がある．また，アスリートはマグネシウムが不足する傾向にある．マグネシウムは骨の材料であるだけでなく，酵素の合成にも関係しており，マグネシウムを豊富に含む大豆製品を積極的にとることも大切である.

　近年，骨折は骨密度が高くても発生することが知られており，その予防にはカルシウム

表 2-3　カルシウムを豊富に含む食品：摂取量の目安　1000 〜 1500mg

食品	重量	含まれる量
牛乳	コップ1杯	220 mg
ヨーグルト	小1個（80 g）	96 mg
プロセスチーズ	1cm厚さ（20 g）	126 mg
ちりめんじゃこ	大匙1杯（5 g）	26 mg
ワカサギ	中2尾（50 g）	225 mg
煮干し	10g（5尾）	220 mg
ひじき	煮物一人分（8 g）	80 mg
豆腐（絹ごし）	1/4丁（100 g）	57 mg
豆腐（木綿）	1/4丁（100 g）	86 mg
小松菜	2株（80 g）	136 mg
モロヘイヤ	1/2袋（50 g）	130 mg
ごま	大匙1杯（9 g）	108 mg

（耐容上限量 2500mg/ 日本人の食事摂取基準 2015 年版）

の摂取だけでなく葉酸やビタミンKも不足しないように，葉酸を豊富に含む緑黄色野菜を意識して摂取することが重要である．

| ミニコラム |

コラーゲンの合成

　腱や靭帯，骨と筋肉との結合部分はコラーゲンでできているため，コラーゲンの合成はからだづくりとともに傷害の予防や修復にもつながる．コラーゲンを豊富に含む食品を摂ることは無意味ではないが，摂取したコラーゲンはアミノ酸あるいはペプチドまで分解されるため，摂取したすべてのコラーゲンが再びコラーゲンに合成されるわけではない．また，コラーゲンの合成に必要なビタミンCの摂取を増やし，コラーゲンが合成されやすい条件を整えておくことも重要になる．

❷ 筋肉をつくる

　筋肉はグリコーゲンの貯蔵庫としての機能だけでなく，エネルギー産生の工場の機能も担っている．そのため，すべての競技において筋肉を増やすこと，維持することは，パフォーマンスを上げるためには欠かせない．その筋肉の材料は主にタンパク質であるが，筋肉をスムーズに動かすためには，さらにカルシウムやカリウムが必要である．

（1）タンパク質の必要量

　からだを作るためにはタンパク質は必須であるが，その特徴を知っておく必要がある．タンパク質が代謝されるときには，タンパク質に含まれる窒素からアンモニアが生成される．このアンモニアは肝臓で尿素へと代謝・無毒化され，腎臓から尿とともに排泄される．そのため，過剰なタンパク質摂取はアンモニアの生成を増やし，肝臓・腎臓への負荷を増やすため，長期的な過剰摂取には注意が必要になる．タンパク質の必要量は運動を楽しむ程度であれば，体重1 kg当たり1 gで補えるが，アスリートになると体重1 kg当たり1.5 g〜2.0 gのタンパク質が必要となる（筋力トレーニング時では体重1 kg当たり2 gが必要と考えられる）（表2-4）．タンパク質は多くの食品に含まれているが，特に肉，魚，卵，大豆などに豊富に含まれる．筋肉を構成しているアミノ酸の35％は**分岐鎖アミノ酸（BCAA）**[1]で，赤身の肉，赤身の魚，卵，乳製品に豊富に含まれている．毎日食べることを考えると，卵や乳製品は使いやすい食品といえる（注意：アレルギーのある場合は医師への相談が必要）．

[用語解説]

① **分岐鎖アミノ酸（BCAA）**…必須アミノ酸のバリン・ロイシン・イソロイシンが分岐鎖アミノ酸（BCAA）であり，筋肉の分解を抑制し合成を促進することが知られている．また，糖質の吸収を促進する作用があることもわかっている．

（2）タンパク質の過剰摂取

　タンパク質の過剰摂取の原因に，タンパク質が肉や魚，卵，プロテインパウダー等の食品からしか取り入れられないと考えているアスリートが少なくないことが挙げられる．前述したように，アスリートはグリコーゲンの貯蔵を増やすために，主食である穀類の摂取を増やす必要がある．穀類は糖質を豊富に含んでいるとともにタンパク質も含んでいるため，穀類からもタンパク質が供給されることを念頭において，肉や魚，卵などの食品を食べるようにする．少なくとも，男子であれば1回の食事で丼ご飯（300 g程度）を食べる必要があるが，丼1杯のご飯から7.5 gほどのタンパク質が摂取される．これは牛乳1杯分に相当する．そのため，主食を1日3回食べると20 g以上のタンパク質を摂取することになる．すなわち1日に4,000～5,000 kcalを必要とするアスリートでは，1回に400～500 gのご飯が必要になるが，ご飯だけで10 g以上のタンパク質を摂取することになるため，主菜の肉や魚，卵の過剰摂取，プロテインパウダーを必要以上に摂取することがないように気をつける必要がある．

表2-4：タンパク質摂取量（体重1kgあたり）

瞬発系種目・ウェイトトレーニング時：2.0 g
球技系種目：1.75 g
持久系種目：1.5 g

例：体重70 kgの瞬発系競技
　　　70 kg × 2.0 g = 140 g

（3）タンパク質の食べ合わせ

　タンパク質を質の面で考えると，植物性のものよりも動物性のものの方がタンパク質の

表2-5　タンパク質を豊富に含む食品

食品	重量	含まれる量
肉		
牛肉もも薄切り	3枚（100 g）	19.5 g
豚肉ロース薄切り	3枚（100 g）	19.3 g
鶏肉もも肉	1/2枚（100 g）	16.6 g
魚		
白身魚	1切れ（80 g）	17.3 g
あじ	1尾	19.7 g
大豆製品		
豆腐（木綿）	1/4丁（100 g）	6.6 g
納豆	1パック（50 g）	8.3 g
卵	1個（60 g）	7.4 g
牛乳	コップ1杯	6.6 g
ヨーグルト	小1個（80 g）	3.5 g

表 2-6　穀類中のタンパク質量

食品	重量	含まれる量
めし		
おにぎり	1 個 (100 g)	2.5 g
普通盛り	130 g	3.3 g
大盛り	250 g	6.3 g
うどん（ゆで）	1 玉	6.5 g
食パン	6 枚切り 1 枚	5.6 g
パスタ	1 人分 (乾 80 g)	9.8 g

栄養価が高くなる．おにぎりや菓子パン，麺だけの食事では質の良いタンパク質の確保ができない．しかし，質の劣る植物性タンパク質も動物性タンパク質と一緒にとることによってその栄養価を上げることができるため，植物性タンパクを含む穀類などは，必ず肉や卵，魚などのおかずとともに食べること，すなわち，バランス良く摂取することが重要である．

❸ レジスタンストレーニングと補食

　からだづくりには成長ホルモンの分泌を高めることが重要であり，レジスタンストレーニング後は成長ホルモンの分泌が高まることから，からだづくりにはレジスタンストレーニングが欠かせない．単にタンパク質の摂取を増量しても，体タンパクの合成量は増えない．レジスタンストレーニング直後に補食としてタンパク質を含む食品を摂取すると，筋力・筋肉量が増大することが認められている（図 2-34）．また，タンパク質を含む食品とともに糖質を含む食品を摂取すると，筋タンパク質の合成が促進されることもわかっている．摂取するタンパク質は 10 ～ 30 g が目安であるが，多量に摂取しても体タンパク合成には限界があるため，過剰摂取を念頭に置きながら，補食のタイミングを逃さないようにすることが摂取のポイントである．

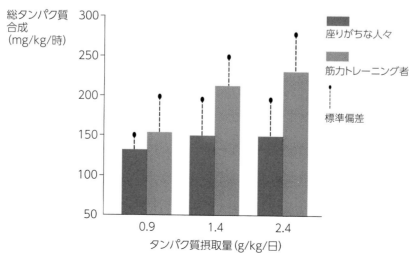

図 2-34　タンパク質摂取量とタンパク質合成量の関係

（Lemon, 1997. より一部改変）

4 スタミナづくりの食事

スタミナづくりの基本はからだづくりができていること，すなわち，筋グリコーゲンの貯蔵庫となる筋肉を備えているかが鍵になる．また，スタミナの維持にはエネルギー源の確保だけでなく，エネルギーを効率良く供給するために，エネルギー産生過程に必要な栄養素を補うことが重要となる．

❶ エネルギーの供給源

エネルギー源となる栄養素は，糖質，脂質，タンパク質である．運動の始めや短時間の運動は主に糖質がエネルギー源として使われる割合が多くなり，長時間の継続した運動では脂質の使われる割合が多くなる．タンパク質がエネルギー源として使われる割合は一定だが，体内のグリコーゲン量が少ない場合にはタンパク質がエネルギー供給に使われる割合が増えるため，筋タンパク質の分解が促進する．そのため，スタミナづくりにはグリコーゲンの貯金が十分にあることが重要であり，グリコーゲンの貯金には適切な糖質の摂取がポイントとなる．

❷ 糖質の摂取

通常の練習時期には体重1kg当たり7gの糖質摂取が勧められる．3大栄養素の中でも糖質の体内貯金量（グリコーゲン量）は少なく，2時間〜2時間半の連続運動で枯渇するといわれている．そのため，グリコーゲンの貯金が減ったらすぐに元に戻しておくことがポイントになる．前述したように，補食や，運動後速やかに食事をとることが重要である．練習後の補食のタイミングを逃さないこと，練習後の食事で主食をしっかり食べて糖質を摂取することが，翌日のスタミナの回復に影響する（図2-35，表2-7）．

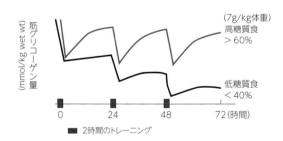

図 2-35　筋グリコーゲンの回復と高糖質食
（Costill DL and Miller JM：Nutrition for endurance sport；carbohydrate and fluid balance. Int J Sports Med：2-14, 1980.）

6 ▶ **競技特性に応じた食事**

　フルコース型の食事ができていることが基本であるが，競技特性によって，さらに注意が必要な点，基本の食事に強化すべき点を示す．

❶ 持久系競技の食事

　スタミナの維持が重要となる．エネルギー源となる糖質摂取に加え，効率良くエネルギーに変えるためのビタミンB群の摂取が欠かせない．練習中，練習後に補食を行い，エネルギーを補充することも大切である．また，持久系競技では貧血が大敵である．赤血球中のヘモグロビンはタンパク質と鉄が結合したものであり，毎食の食事バランスを整えて，タンパク質や鉄が入るようにおかずを摂ることが必須となる．特に，朝食でおかずを食べることが大切で，欠食は厳禁である．また，麺類や菓子パン，おにぎりのみの主食では，必要なタンパク質や鉄を摂取することは難しくなる．特に鉄は，欠食なく食事をしていても摂取しにくい栄養素であるため，おかずに鉄の多い食材を意識して使うなどの工夫が必要になる．また，鉄は吸収が悪いため，吸収率を上げる食べ方が重要である．鉄の吸収率からみると動物性の食品の方が優れているが，毎日摂取できるものとなると，吸収率は劣るが，植物性の食品から摂取することが多くなる．そのため，鉄の吸収率を上げる食べ方が大切になる．食事からの鉄の吸収率を上げるには，タンパク質を含むおかずを食べること，食後にビタミンCが豊富な果物を食べることが勧められる．

表 2-10　鉄を豊富に含む食品

食品	重量	含まれる量
鶏レバー	50 g	3.6 mg
牛肉の赤身	3枚 (100 g)	1.4 mg
まぐろ赤身	100 g	1.1 mg
かつお	100 g	1.9 mg
あさり	むき身50g	1.9 mg
ほうれん草	100 g	2.0 mg
ひじき＊1	1食分 (乾8 g)	0.5 mg
ひじき＊2	1食分 (乾8 g)	4.7 mg
プルーン乾	3粒 (30 g)	0.3 mg
豆腐 (木綿)	1/4丁 (100 g)	0.9 mg

レバー，まぐろ，かつおなど赤身の魚，貝類，大豆製品，緑黄食野菜，ひじきなど海藻類，プルーン
動物性食品の吸収率：赤身の肉・レバー・魚介　ヘム鉄の吸収率　20〜30%
植物性食品の吸収率：穀類・大豆製品・野菜・海藻
非ヘム鉄10%以下

❷ 瞬発系競技の食事

　強靭な筋肉とともによりスムーズな筋肉の動きが求められる．タンパク質の摂取はもとより，筋肉をスムーズに動かすためのカルシウムや**カリウム**[①]の摂取を十分に行うことが必要になる．また，筋肉だけでなく腱や靭帯の強化が重要となるため，腱や靭帯の材料となるコラーゲンの合成がスムーズにいくようタンパク質の摂取に加え，コラーゲン合成に必要なビタミンCの摂取を十分に行う．

　試合に向けて**クレアチンローディング**[②]を行う場合もあるが，クレアチンは**エルゴジェ**

ニックエイド③に分類され，その安全性には賛否両論がある．使用する場合は試合から逆算してクレアチンローディングを行う．また，クレアチンは 30 秒以下の競技では効果が見られるが，60 秒以上の競技では効果がないとされている．過剰な摂取は腎機能の低下および体重増加につながるため，使用にあたっては競技への適応と試用期間を考慮する必要がある．特にストレングス系の競技ではタンパク質を重視しがちだが，1 回の競技で消耗するグリコーゲン量が多いため，持久系競技同様にグリコーゲン量の確保が鍵となる．

〔用語解説〕

① **カリウム**…カリウムはカルシウムとともに筋肉の収縮に関与するミネラルである．ナトリウムとともに汗による損失がある，また，下痢や嘔吐時には損失量が多くなる．カリウムは野菜や果物，大豆製品に多く含まれるが，調理による損失もあるため，カリウムが不足しがちな場合には，果物や生野菜の摂取を増やす必要がある．

② **クレアチンローディング**…筋肉内クレアチンリン酸を増加させ，瞬発力を持続させる目的で行う．クレアチンはエルゴジェニックエイドに分類される．使用方法は基本の食事ができている状態で，ローディング期に 1 日 20 g を 4 回に分けて 6 日間摂取．メンテナンス期には 1 日 5 g 摂取を 1 週間以上行う．

③ **エルゴジェニックエイド**…競技力の向上をサポートする手段の総称．

❸ ウェイトコントロールが必要な競技

　減量が必要な場合，試合および目標とする時期から逆算して行うようにする．急激な減量は筋肉の分解を促進するため，パワーの低下，スタミナの低下につながる．1 ヵ月に 5 〜 10 kg の減量は負担が大きく，試合当日に十分なパフォーマンスを得ることができない．急激な筋肉量の低下を伴わず，スタミナを落とさないように減量するには，1 ヵ月に 1 〜 2 kg の減量が目安となる．減量期間中の食事において重要なことは欠食しないことである．規則正しく，バランス良く食べることが重要であり，欠食すると一時的に体重は減るが，からだに必要なものまで失ってしまうことになる．また，急激に筋肉を失い，それに伴って基礎代謝も下がるため，リバウンドしやすくなる．そこで体内に蓄積している体脂肪が効率良く燃えるように，食事からの余分な脂肪の摂取を抑えつつも，脂肪の燃焼に必要なビタミンやミネラルを十分に摂取することが大切である．また，脂肪燃焼には最大酸素摂取量 50 ％強度のジョギング等の運動を行うことが求められ，通常の練習に加えて，減量のための運動が必要となる．そのため，体重制限を要する競技の場合は，常に日頃から体重管理をしておくことが重要である．

　増量する場合には，運動で消費するエネルギー量よりも食事から摂取するエネルギー量を増やす必要がある．特に筋肉の分解を抑えるために，糖質の摂取を増やして，筋グリコーゲンの貯金を増やすとともに，1 日 3 回の食事に加えて，補食（軽食）を摂ることも必要となる．胃の容量や消化能力の面から考えて 1 回量を増量する必要もあるが，1 回に食べられる量には限界がある．エネルギー源となる主食量の増大とともに，1 日 3 回食に補食を加えた 1 日 4 〜 5 回食へと食事回数を増やすことが求められる．また，レジスタンストレーニングを取り入れて筋肉を増やすには，3 ヵ月〜半年の長期計画が必要となる．目先の体重ばかりを目標にすると，体脂肪が増えてパフォーマンスが上がらない結果につながる．

7　疲労回復のための栄養補給

　ベストコンディションを維持して試合を勝ち抜くためには，疲労からいかに早く回復するかがポイントとなる．日々の練習をベストコンディションで臨むことが質の高い練習へつながる．疲労の原因はさまざまだが，からだが必要とする栄養が足りないために疲労が起こることも多く，疲労を感じたときの対処として，自分のからだの状態を把握して，速やかに適切な栄養補給を行うことが重要となる．

❶ 脱水の予防

　水分補給を意識的に行う．人間の体の約 60 % は水分でできているが，体重の 3 % 以上の水分を失ったり，体温が 38°C を超えて上昇すると，パフォーマンスが低下する．そのため，練習や試合中の水分減少を体重の 2 % 以下に抑える必要がある．体温の上昇を防ぐには，汗をかくための十分な水分を体内に保持しておかなくてはならない．

　脱水は水分と電解質のナトリウムの欠乏によって生じるため，運動前に 250 ～ 500 ml の水分を補給し，1 時間程度の運動であれば運動中にこまめに水分補給を行いながら，500 ～ 1,000 mL 程度を目安とする．ただし，個人差が大きいため，個々の体重減少（水分の減少量）を調べて，個々にあった水分の摂取量を適宜調整することが望ましい．また，水分の内容としては，発汗により失われる電解質（ナトリウム・カリウムなど）を含むものをとることが重要であり，脱水の予防にはナトリウムを 40 ～ 80 mg/100 mL（0.2 % 塩分）含むものが勧められる．さらに，体内のグリコーゲンの貯金を減らさないように，糖質（ブドウ糖）を含むものを飲むことで疲労の発生を遅らせることができる．ただし，糖質濃度が 10 % 以上の濃い飲料は，胃内容排出時間が長く水分の吸収が遅れるため，糖質 6 % 前後（市販のスポーツドリンク程度の甘さ）のものを選ぶようにする．

　特に夏季は，朝起きたときからこまめに水分補給を行うことも必要である．また，練習後の食事において，食事前に水分をがぶ飲みする傾向があれば，練習前，練習中の水分補給が少ない可能性があるため，水分補給量やタイミングを見直す必要がある．

❷ エネルギー源の確保と急速回復

　グリコーゲンの貯蔵量がスタミナを左右する．すなわち，体内のグリコーゲンをいかに早く回復させるかが疲労回復のポイントである．そのためには毎回の食事で糖質を摂取することや，練習後速やかに食事をとるか補食を行うことが欠かせない．練習がハードになると練習後の食事を抜くようになり，特に主食量が減る傾向になるが，主食の摂取が減ることでグリコーゲンの回復が遅れ，エネルギー源が不足する事態に陥る．その場合，筋肉を分解してタンパク質をエネルギーへ変換しようとする**糖新生**① が生じる．筋肉量の減少は体重減少として現れるため，急激な体重減少には注意する必要がある．

［用語解説］

① **糖新生**…脳や神経系，赤血球，運動始めの筋肉などは，エネルギー源としてはグルコースしか利用できない．エネルギー源となる糖質が不足しグリコーゲンの貯蔵量が減った場合，アミノ酸などからグルコースを生合成することを，糖新生という．

❸ 円滑なエネルギーの産生

　糖質や脂質からエネルギーを作り出すには，代謝の過程でビタミンB群の働きが欠かせない．糖質摂取を十分に行っているにもかかわらず疲労が回復しない場合には，ビタミンB群の摂取を増やすことが必要となる．特に，糖質の代謝にはビタミンB_1の関与が重要であり，ビタミンB群は代謝の過程でともに助け合うため，ビタミンB群を含む食品の摂取を増やす．また，代謝の過程で必要となる酢酸・クエン酸の摂取を増やすことも疲労回復につながる．酢酸は食酢に，クエン酸は梅干しやレモン，柑橘類に豊富に含まれている．近年，飲む酢としてさまざまな材料から酢が作られているので，飲み物に薄めて使うなど，疲労を感じたときには酸っぱい食品を取り入れることも推奨される．

❹ 筋疲労の予防

　筋疲労からの回復には，疲労してからの対策ではなく，予防対策がポイントとなる．筋肉を構成するアミノ酸の35％は，分岐鎖アミノ酸（BCAA）（表2-11）である．運動強度が高くなると筋肉の損傷も増えるが，運動前に分岐鎖アミノ酸を摂取すると，筋肉の分解を抑制することが知られている．ただし，効果が認められる量は2,000 mg以上と多量になるため，粉末等で使用する場合には水分を多めにとることが勧められる．分岐鎖アミノ酸は身近な食品からとることができる．近年，分岐鎖アミノ酸については，持久系競技におけるエネルギー源としてのタンパク質の重要性が明らかとなってきている．

表 2-11　BCAA が豊富な食品

食品	重量	含まれる量
本マグロ	100 g	4800 mg
牛肉	100 g	3040 mg
卵	2 個	2610 mg
牛乳	コップ1杯	1240 mg

❺ 疲労を回復させる FR（ファティーグ・リカバリーファクター）

　体内に活性酸素が多量に発生して正常な細胞を攻撃すると，疲労因子FF（ファティーグ・ファクター）が蓄積され，肉体疲労・精神的疲労を感じることがわかってきている．この疲労の回復にはFR（ファティーグ・リカバリーファクター）が関与しており，FRは練習後の軽いジョギングや，ストレッチ，入浴によっても増えることがわかっている．

　また，最近の研究では，鶏の胸肉や回遊魚に豊富に含まれているイミダゾールペプチドによってもFRが増加することが報告されている．鶏の胸肉やまぐろ赤身100 gには，疲労回復に有効とされるイミダゾールペプチドが約200 mg含まれている．

　また野菜や果物には抗酸化作用をもつファイトケミカルが豊富に含まれている．そのため，疲労が蓄積しないよう，普段から野菜や果物を積極的に摂取することも大切である．

8 ▶ **食事内容のアセスメント**

同じ競技でも体格や階級によって，さらにはポジションによっても必要なエネルギー量が異なる．また，エネルギー量だけでなく，体内で消耗するビタミンやミネラルは個人差が大きいため，選手自身の特徴を把握し，不足を補い，過剰は減らすことが必要である．そのためには，摂取量が充足しているかどうかをアセスメントする必要がある．貧血を予防するためなどの目的で血液・生化学検査を行うことも必要だが，まずは選手自身が自覚症状をつかむことで予防や対策を行うことができる．からだは不足のサインを出しており，日ごろから自身の体調の変化を意識することの習慣づけが大切である．食事において自分に何が必要で何が足りないのかを考えることは，自己管理能力の向上につながり，競技における考える力にもつながる．

❶ 体　重

体重は，必要なエネルギーが摂れているかを判定することができる重要な要素である．そのためには毎日決まった時間に体重を測ることを習慣づけることが大切である．練習前後の体重の変化は，ほとんどは練習時に失われた水分によるもので，体重の3％以上の減少が見られた場合は，練習前・練習中の水分摂取量を増やす必要がある．翌日までに体重が戻らない場合はエネルギーの不足が起きている可能性が高いため，欠食の有無，食事のバランスが崩れていないかを確認する．普段の食事量を食べているにもかかわらず体重減少が見られる場合は，練習による消費が増えているため，エネルギー源となる糖質の摂取を増やす必要がある．特に練習量が増えたと感じるときには注意する．しかし，疲労が強くごはん量が増やせない場合は，エネルギー補給を目的にオイルを使った料理を増やす．その際，MCTオイル（中鎖脂肪酸が豊富な油）を使うと，すみやかに消化吸収されエネルギーへと変換される．ただし，下痢や軟便傾向がみられる場合は使用量を減らすか中止する．

❷ ビタミン

ビタミンの中でも水溶性ビタミンであるビタミンB群やビタミンCは不足しやすい．特にストレスがかかる状況下では不足が起きやすいため，試合前は特に注意が必要である．ビタミンB群の不足は体調に現れるため自覚しやすく，自覚症状に気づいたら早めに摂取量を増やすように心がける．

表 2-12：ビタミン不足の症状

> ビタミンB$_1$：　だるさ　疲労が抜けない　イライラ
> ビタミンB$_2$：　口内炎　口角炎　肌荒れ
> ビタミンC：　歯肉炎　出血　ストレスを強く感じる

❸ ミネラル

　貧血を起こしやすい競技では，定期的な血液・生化学検査が必要である．検査結果で貧血が認められた場合は，すみやかに医師による原因の精査と治療を行うことが重要であり，食事による鉄の補給は大切だが，あくまで予防法のひとつと理解すべきである．

表2-13：鉄不足の症状

目の粘膜（下まぶた内側）や口の中の粘膜の色が薄いピンク色の場合，鉄不足が疑われる．
また，爪が匙のように反り返る（スプーン爪）症状がある場合は，鉄欠乏症状と捉える．

　ビタミンやミネラルはさまざまな食品に含まれるが，偏食が多い場合には何らかのビタミンやミネラルの不足を生じる可能性がある．誰でも多少の好き嫌いはあるものだが，日々の栄養素の消耗が大きいアスリートの偏食は致命的である．そのため，偏食や食わず嫌いをなくして食域を広げることが重要であり，幼少期に偏食なく食べる「食べる基礎体力」をつけておくことが，アスリートの食の第一歩である．

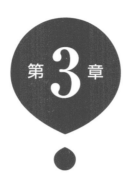

第3章

コンディショニングの基礎知識

① コンディショニング

1 ▶ コンディショニングとは

　スポーツ活動におけるコンディショニングとは，それぞれの競技におけるパフォーマンスを最大限に発揮するために，筋力やパワーを維持しながら，全身および局所の持久力や柔軟性，さらには競技特性に応じたアジリティーなどの競技パフォーマンスに関連するすべての身体的要素をバランスよく調整することである．そのためには，食事や睡眠などの日常の積み重ねが重要であるが，試合直前には精神的な緊張の高まりに伴う筋緊張増加などに対して最終的な調整が必要になる．これを怠ると，試合でベストパフォーマンスを発揮できないだけでなく，怪我の原因にもなる．さらに，試合後にも疲労を取るためのケアを確実に実行することが，翌日からの練習や日程のつづく試合の場合にはその後のパフォーマンス維持のために重要である．

　本項では，試合直前に実施されるウォーミングアップと試合後のクーリングダウンの理論と実際について述べるとともに，多くの選手が取り入れているストレッチングの理論と実際について解説する．また，コンディショニングに汎用される物理療法として温熱療法と寒冷療法について，さらには理解の少ないままにアスリートに利用されていることの多い鍼灸治療（スポーツ鍼灸）の理論と実際について解説する．

　また，2014年に日本体育協会（現日本スポーツ協会）にスポーツデンティストの資格が発足したことからもわかるように，歯牙や歯肉のトラブルからの噛みしめ能力の低下がスポーツパフォーマンスの低下につながるなどの問題が注目されつつある．この観点から，本項では歯のコンディショニングに関しても解説を加える．

2 傷害予防のためのコンディショニング法：ウォーミングアップとクーリングダウン

1 ウォーミングアップ

　ウォーミングアップとは，試合やトレーニングにおいて良いパフォーマンスを発揮するために行う準備運動のことを指す．多くのスポーツ選手やスポーツ愛好家は，パフォーマンスの向上と外傷・障害の予防を目的にウォーミングアップを行っていると思われるが，ウォーミングアップによって身体に生じる変化を理解している人は少ないと思われる．本項では，以下の四つの具体例をあげて，その効果について解説する．

❶ 障害予防のためのコンディショニング：ウォーミングアップの理論

（1）筋温（体温）の上昇

　ウォーミングアップによって筋が収縮を起こすことで熱エネルギーが産生され，その結果，筋温（体温）が上昇する．筋温（体温）の上昇はパフォーマンスに大きく関連しており，具体的には体温が1℃上昇すると，細胞の代謝率が13％増加する．また，この筋温（体温）の上昇により，筋の粘性が低下すると考えられており，その結果，筋力発揮時の抵抗が減少することで筋収縮のエネルギー消費が減少し，スムーズな筋発揮および筋力の発揮効率が向上する．しかし，注意点として，低い環境温度にもかかわらず，一気に筋温（体温）を上げようとすると，急激な乳酸の産生に伴う水素イオンの発生によって筋の酸性化が起こり，筋収縮能力の低下を引き起こすことが指摘されている．酸素負債により，呼吸循環機能にも大きな負荷がかかるため，強度の高いウォーミングアップを急激に行うことは避け，漸増的に強度を高めていく必要がある．

（2）呼吸循環機能の向上

　ウォーミングアップによって一度呼吸数を上げることで，肺胞が広がりやすくなり，より多くの酸素を体内に取り入れられるようになる．また，徐々に運動強度を上げていく適切なウォーミングアップを行うことで，組織における酸素の利用効率が上がると考えられている．具体的には，呼吸によって摂取した酸素は肺から血液中で赤血球に含まれるヘモグロビンと結合し，筋などの細胞組織に運ばれる．筋温（体温）の上昇に伴ってヘモグロビンの酸素結合度が低下し，組織におけるヘモグロビンが酸素を解離しやすくなり，その結果，筋への酸素供給が増加し，筋の酸素利用に大きく影響する．しかし，急激な脈拍の上昇が生じる強度の高いウォーミングアップでは，酸素利用が増加するが，疲労を残すために試合前のウォーミングアップとしては適切ではない．

（3）神経系機能の向上

　日常生活において中枢神経（脳・脊髄）の機能は一部しか使われていないため，ウォーミングアップによって中枢神経の興奮が亢進することで，中枢神経から運動ニューロンへの入力の増加，動員される運動単位の増加，同期化の向上などを生じて，筋力やパフォーマンスが増加する．

　特に近年では，疲労をもたらさない程度の短時間高負荷での筋収縮がパフォーマンスを向上する postactivation potentiation（活動後増強）という現象が研究によって証明されており，競技の直前に短時間高負荷での筋収縮をウォーミングアップに取り入れる是非が議論されている．

（4）関節可動域や柔軟性の増加

　筋温の上昇や筋血流量の増加により，筋の粘性の減少や拮抗筋の筋緊張の低下によって関節可動域や筋の柔軟性が増加し，その結果，外傷や障害の予防につながると考えられている．また，ウォーミングアップとストレッチング（後述）を組み合わせることで，関節可動域や筋の柔軟性の増加効果は大きくなり，外傷や障害への予防効果が大きくなると考えられている．

　ウォーミングアップは，言葉の通り筋温（体温）を上昇させることで，パフォーマンスの向上や外傷や障害の予防に対してさまざまな良い効果をもたらすことが考えられる．ウォーミングアップにおける筋温の上昇は45〜90分は持続するが，呼吸循環系への効果は5〜10分後には消失するとされており，ウォーミングアップ後には長時間のミーティングなどの安静状態は避け，腿上げやダッシュなどの間欠的な運動を繰り返しながらウォーミングアップの効果を維持して試合や練習に臨むことが推奨される．

❷ 傷害予防のためのコンディショニング：ウォーミングアップの実際

　競技特性によってウォーミングアップの方法は千差万別であり，それぞれにふさわしいウォーミングアップを紹介することは困難なため，一般的なウォーミングアップ法の実際について解説する．

　ウォーミングアップの目的は，筋温（体温）を増加させることである．その目的を達成するためのウォーミングアップ法は，能動的（アクティブ）なウォーミングアップと受動的（パッシブ）なウォーミングアップに大別される．能動的なウォーミングアップは，多くの人がスポーツ活動前に行っているウォーミングアップであり，実際に身体を動かすことで，身体の内面から体温を上昇させる．一方，受動的なウォーミングアップとは，ホットパックや超音波，温水浴などによって外部から加熱することで，自らの身体運動を伴わずに筋温（体温）を増加させる．筋温の上昇という目的では能動的なウォーミングアップと受動的なウォーミングアップに違いは少ないが，受動的なウォーミングアップは呼吸循環器系や神経系機能への影響はほとんどないため，受動的なウォーミングアップだけでは不十分と考えられる．あくまでも受動的なウォーミングアップは能動的なウォーミングアップの補助的なものとして考え，能動的なウォーミングアップを行うべきである．しかし，外傷や障害がある状況での試合（練習）へ参加するときやリハビリテーション中などでは，受動的なウォーミングアップは有効であり，その効果は物理療法の項で解説する．

　一般的なウォーミングアップの順序は，①筋温（体温）を上げる⇒②スタティックストレッチング⇒③ダイナミックストレッチング⇒④呼吸循環を高める⇒⑤競技特性を考慮した仕上げ⇒⑥早期の競技開始である．

　ウォーミングアップによる筋温（体温）の上昇は環境温度に大きく影響される．冬場の方が筋温（体温）上昇のための時間は長く必要なことからもわかるように，ウォーミングアップに必要な時間を一律に決めることは困難である．ウォーミングアップの時間は競技

特性によっても異なり，一般的に競技時間の短いものは，競技開始時のパフォーマンスが結果に大きく影響するため，ウォーミングアップは段階的に時間を多くかけて，競技開始時までに心身ともに最高レベルに持っていく必要がある．競技時間が長いものは，ウォーミングアップによってエネルギーを過度に消耗すると実際のパフォーマンスに悪影響を及ぼすため，必要最低限の時間で実施する必要がある．

　ウォーミングアップをウォーキングやジョギングなどの軽運動から開始すると筋温（体温）が徐々に上がり，呼吸循環機能が安定するためには 10 〜 15 分程度必要であると考えられる．また，ウォーミングアップの強度は文献的に一致した見解は得られていないが，急激な脈拍の上昇を示すような強度の高いウォーミングアップは疲労を残し，その後のパフォーマンスに悪影響を与える．また，逆に強度が低すぎる場合には十分な筋温（体温）の増加が得られないため，主運動と同レベルか，それよりもやや低い強度（負荷）で行うことが適切である．

　筋温（体温）が上昇したら，次にゆっくりと呼吸を整えながら，関節可動域や筋の柔軟性を増加させるためにスタティックストレッチングを行う．スタティックストレッチングの詳細やそれをウォーミングアップとして行うことの是非は，ストレッチングの項目で解説する．スタティックストレッチングを終えたら，より実際の競技に近い動きで関節可動域を上げていくダイナミックストレッチングを行う．ダイナミックストレッチング直後のパフォーマンスは向上するという報告もあり，最近はウォーミングアップの中に取り入れることが推奨されている．一般的にダイナミックストレッチングは 20 m 程度の距離をできるだけ速い運動速度で 10 〜 15 回，2 セット行うことが推奨される．しかし，十分に筋温が上昇していない状態や，柔軟性がない状態で実施すると，筋損傷などを引き起こす可能性があるので注意を要する．

　呼吸循環機能に関しては，一般的な動きに専門的な動きを加えながら運動強度を徐々に上げて，競技特性に準じたレベルまで持っていく．具体的には，ラダーやマーカーを利用したジャンプやステップなどのフットワークドリルを行うことが多い．その後に競技特性にフィットした要素を入れることで仕上げを行う（野球のキャッチボールやバッティング，サッカーのドリブルやシュート，バレーボールのレシーブやスパイクなど）．最大筋力発揮が必要とされる競技では，ジャンプやダッシュなどのパワー系，スピード・アジリティ系の要素を入れ，神経系や筋に刺激を加える．また，技術系の競技では実践をシミュレートする．しかし，これらのウォーミングアップの効果は時間とともに消失するため，競技を始めるまでに時間を空けないことが望まれるが，現実的に困難な場合には，身体を動かしたり，防寒具を着用するなど，筋温（体温）を下げないように工夫する．

2 ▶ クーリングダウン

　クーリングダウンとは，試合や練習，トレーニングにおいて蓄積した疲労をできるだけ早期に回復することや，障害につながると思われる要因を残存させないことを目的として行う整理運動であり，別名ウォームダウンとも呼ばれる．多くが実践しているウォーミングアップと比べてクーリングダウンは軽視される傾向にあり，運動の質的・量的な問題や，試合結果に作用されて，行われたり行われなかったりするケースが多い．しかし，運

動によって生じた身体的・精神的な疲労からの速やかな回復と，外傷や障害の予防やコンディショニングの観点から，積極的に行う必要がある．クーリングダウンの内容は競技種目によって異なるが，ウォーミングアップほど競技特性によって左右されない．ただし，クーリングダウンにおいて注意しなければならない点として，1日に複数の試合をこなさなければいけない競技，例えば，陸上，水泳，武道，テニスなどの試合間のクーリングダウンは，運動終了後のクーリングダウンとは異なることが挙げられる．これらの競技では数十分，数時間後に再びベストのパフォーマンスを発揮させるために，短い時間で心身の疲労を回復させなければならない点に注意が必要である．以下にクーリングダウンの四つの具体例をあげて，その効果について解説する．

❶ 傷害予防のためのコンディショニング：クーリングダウンの理論

（1）疲労物質の除去の促進

　運動によって筋中には種々の代謝産物が産出され，筋パフォーマンスを低下させる物質を疲労物質と呼ぶ．乳酸は長らく疲労物質と考えられてきたが，乳酸はグリコーゲンが分解されてエネルギーをつくり出す過程で産生される物質であり，運動強度の増加に伴ってグリコーゲンの分解は促進され，その結果，乳酸も多く産生されるようになる．つまり，疲労を伴うような激しい運動をした結果として，血中乳酸濃度は必然的に増加する．そのため，乳酸の除去は疲労物質を取り除くことではなく，激しい運動により無理をきたした身体を元の状態に戻すことであり，早期に乳酸を除去することがクーリングダウンでは重要になる．乳酸除去に血流が大きく関係しているため，運動後に軽運動（クーリングダウン），特に乳酸をエネルギー源として使用する遅筋を使う適度な有酸素運動を行うことが効果的な乳酸の除去に適している．実際に，激しい運動後の乳酸の推移を，運動後に安静にした場合と軽い運動をつづけた場合とで比較すると，軽い運動を行った方が血中乳酸値の半減する時間が半分以下に短縮する（図 3-1）．

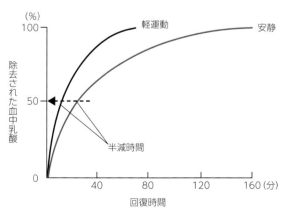

図 3-1　安静（赤線）と軽負荷（黒線）による運動後の血中乳酸除去率の経時的変化
（Belcastro AN, et al：J Appl Physiol 39, 1975. を一部改変）

（2）心臓への血流量の確保

　激しい運動直後には体循環の血流量は著増しており，これには運動中に筋がリズミカルに収縮することで身体中の筋に送り届けられた血液を心臓に戻すミルキングアクション作

用が働いている．しかし，急に運動をやめると，ミルキングアクションで心臓にスムーズに戻っていた血流が低下して末梢に血液が留まって，めまいや吐き気，失神を引き起こす可能性があり，重篤な場合は心臓疾患を引き起こす．また，運動不足な状態では，血液中の炭酸ガス濃度の減少に伴う過換気状態に陥る可能性もある．そのため，運動直後にクーリングダウンを行うことで，ミルキングアクション作用をしばらく働かせて心臓への血流還流を維持し，症状の発現を防止する．

（3）筋緊張の緩和と関節可動域の改善

疲労するような激しい運動後には筋の緊張が高くなったり，筋線維の短縮や損傷により関節可動域が減少したりする．この状態のままでは，筋の硬化や筋痛（遅発性筋痛）が発生する可能性がある．そのため，クーリングダウンを行うことで運動前の状態に近づけ，疲労の回復および外傷や障害の予防につなげる必要がある．

（4）リラックス効果

試合や運動直後は，交感神経支配によりアドレナリンが分泌されて興奮状態にあるため，クーリングダウンを行って交感神経の興奮は徐々に鎮静化して，リラックスを促し運動後の心地よい状態を誘導する．特に1日で複数の試合をこなす競技はオンとオフの切り替えが重要であり，精神的な面からもクーリングダウンを行うことは大切である．

❷ 傷害予防のためのコンディショニング：クーリングダウンの実際

クーリングダウンの実際について解説する．ウォーミングアップと同様にクーリングダウンもアクティブなものとパッシブなものがある．アクティブリカバリーは積極的な回復・休息を行うことであり，心拍数や酸素摂取量などの呼吸循環機能の水準は高いまま推移するが，前項で述べた通り，血中乳酸濃度の減少は速く疲労回復効果は大きい．

（1）アクティブリカバリーとパッシブリカバリー

アクティブリカバリーには，ジョギングや自転車エルゴメーター，ストレッチングなどがある．パッシブリカバリーは消極的回復・休息を行うことであり，マッサージや低周波刺激，アイシング，交代浴などにより疲労回復および外傷や障害の予防を目的に行う．クーリングダウンの主な目的である疲労回復と心臓への血流量の確保を考えると，アクティブリカバリーを主に取り入れ，補助的なものとしてパッシブリカバリーを取り入れることが望ましい．

（2）クーリングダウンにおける軽運動の意義

軽運動によるクーリングダウンによって乳酸は積極的に除去され，その運動強度によって乳酸除去率は変化する（図3-2）．最も乳酸除去率が高くなるのは最大酸素摂取量の30〜35％，すなわち軽いジョギング程度の運動強度とされる．主観的な運動強度を基準とした場合には，Borg scale（図3-3）で11の「楽である」から13の「ややきつい」の運動強度で行うクーリングダウンが，最も効率よく血中乳酸濃度を低下させると報告している．

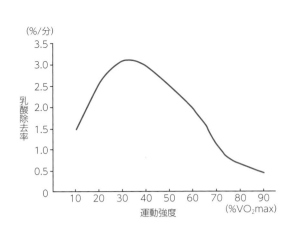

図 3-2　運動強度と乳酸除去率の関係
(Belcastro AN, et al: J Appl Physiol 39, 1975. より引用)

20		
19	Very very hard	非常にきつい
18		
17	Very hard	かなりきつい
16		
15	Hard	きつい
14		
13	Somewhat hard	ややきつい
12		
11	Fairly light	楽である
10		
9	Very light	かなり楽である
8		
7	Very very light	非常に楽である
6		

図 3-3　Borg scale
(Borg GA: Psychophysical bases of perceived exertion. Med Sci Sports Exerc. 1982. より）

（3）クーリングダウンの時間
　クーリングダウンを行う時間について統一された見解は得られていないが，身体的な負担と精神的な負担を考えると，全体で 20 ～ 30 分程度が必要である．

（4）クーリングダウンにおけるストレッチ
　クーリングダウンの中でも，大きな筋力発揮を行う競技や運動を行った後では筋にかかる負担は大きいため，ストレッチングに割く時間を増やすべきである．具体的なストレッチングの効果や方法はストレッチングの項目に記載するが，基本的には筋をゆっくりと伸ばすスタティックストレッチングを行い，筋緊張の低下や柔軟性の増加，精神的な安定を目的に実施する．ストレッチングの順番は大きな関節から小さな関節に移行し，十分な時間をかけて行う必要がある．ウォーミングアップにスタティックストレッチングを行う是非については議論があるが，クーリングダウンで行うことでのデメリットはなく，ストレッチングはゆっくりと行う．また，長距離ランナーや野球のピッチャーなどは同じ関節を繰り返し酷使するため，アイシングによって炎症を抑えることも効果的である．

③ 傷害予防のためのコンディショニング法：ストレッチング

　ストレッチングは多くのアスリートが実践しているコンディショニング法のひとつであり，主に柔軟性の改善，外傷や障害の予防，疲労の回復を目的としている．ストレッチングは読んで字のごとくストレッチ（stretch: 伸ばす）する行為を指すが，正式にはstretchという動詞を名詞にしたstretchingが正しい表現であり，本項でもストレッチングと表記する．ストレッチングは方法によってスタティック（静的）ストレッチングとダイナミック（動的）ストレッチング，バリスティックストレッチング，固有受容器神経筋束促通（proprioceptive neuromuscular facilitating: PNF）応用ストレッチングなどに分類される．本項では，多くのアスリートが行っているスタティックストレッチングの生理的な背景について解説する．

1 ▶ スタティックストレッチング

　スタティックストレッチングは，反動や弾みをつけずに筋をゆっくりと伸張し，その伸張した状態を一定時間保持するストレッチング方法である（図3-4）．スタティックストレッチングにおけるストレッチング強度は，強い伸張感を感じる強度でありながらも痛みが出ない範囲内で実施することが推奨されている．ストレッチング中は呼吸を止めることなく，全身をリラックスした状態で行うことが望ましい．

　スタティックストレッチングには，自分自身で行うセルフストレッチングと，トレーナーやチームメイトなどの第三者にストレッチングしてもらうパートナーストレッチングに分けられる．これら両者において基本的に効果の違いはないが，パートナーストレッチングを行う場合はストレッチング中の筋の痛みを感じることができない第三者が実施するために，オーバーストレッチングによる筋線維や筋腱移行部の損傷などを引き起こす危険性があるため，互いにコミュニケーションをとりながら慎重に実施する必要がある．スタティックストレッチングは，痛みを感じる直前までゆっくりと筋を伸張するため，伸張反射

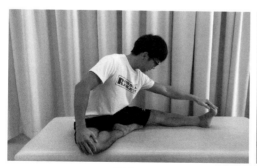
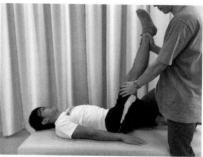

図3-4　ハムストリングスのスタティックストレッチング
左図が自分で行うセルフストレッチングで，右図はパートナーストレッチング．
ともに反動をつけずに，痛みを感じない範囲で強い伸張感を感じる角度でストレッチングする．

が起こりにくく筋損傷を生じにくい安全なストレッチング方法である.

　スタティックストレッチングで主に伸ばす組織は「筋」であり，関節を動かすことで筋を伸ばす．筋は両端がひとつもしくは複数の関節をまたいで骨に付着しており（骨への付着部はからだの中心に近い部位を"起始"，遠い部位を"停止"と呼ぶ），起始と停止を遠ざける方向に関節を動かしてストレッチングを行う.

　一般的にアキレス腱のストレッチングでは図3-5のような方法がとられるが，スタティックストレッチングにより腱も伸ばされる．しかし，その伸長量は筋と比べて少なく，腱の柔軟性は変化しないと報告されている．そのため，実際には図3-5のストレッチングでは「アキレス腱」を伸ばしているのではなく，アキレス腱に付着している腓腹筋およびヒラメ筋を伸長させている（図3-6）.

　スタティックストレッチングに期待される主な効果として，関節可動域の増大や筋の柔軟性の増加が挙げられ，スタティックストレッチングによって関節可動域が増加することは経験的にも知られている．このスタティックストレッチングによる関節可動域増加の理由として，"筋の伸びやすさ"とストレッチングを行っている"対象者の心理要因（ストレッチングに対する慣れやリラックス状態)"の二つの要因の変化が影響している.

　"筋の伸びやすさ"には二つの因子が関与しており，ひとつは筋緊張の低下である．スタティックストレッチングでは筋を一定の長さに伸張することで，筋内に存在する筋紡錘の感度が低下し，伸張反射が起こりにくい状況になり，筋収縮が生じにくくなる．また，腱に存在するゴルジ腱器官（腱紡錘）が腱に加わる張力を検出し，伸張されている筋および共同筋に対して収縮の抑制を行う「Ib抑制」（☞ p.41）という現象が生じ，筋緊張が低下する（図3-7）．もうひとつの因子は筋の材質的な硬さであり，これには筋線維の周囲にある筋膜などに存在する結合組織の主成分であるコラーゲン線維や筋内に存在するコネクチンが，ストレッチングなどの伸張時に抵抗を生み出す要因になっており，筋の伸びやすさに関与している．実際にスタティックストレッチングを行うことで，筋の材質的な硬さが減少することで筋が伸びやすくなっていると報告されている.

　また，スタティックストレッチングによる関節可動域の増加には，"対象者の心理的な要因"が強く影響する．スタティックストレッチングによって筋が伸張されることに慣れると，より強い強度のストレッチングに耐えることができる．また，スタティックストレッチングは副交感神経を優位にするために精神的なリラックスから筋緊張が緩和して関節可動域が大きくなる.

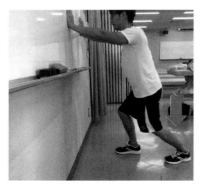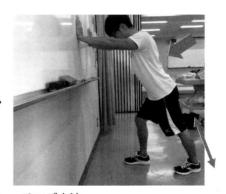

図3-5　一般的なアキレス腱のスタティックストレッチング方法

（1）大腿四頭筋のストレッチング

　大腿四頭筋のストレッチングでは，一般的には図 3-10 のような方法がとられる．大腿四頭筋の中の大腿直筋は二関節筋であり，膝の屈曲に股関節の伸展を加えてストレッチングする必要がある．しかし，一般的に行われているストレッチング法では股関節の伸展が少なく，十分にストレッチングができていない可能性がある．さらに図 3-10 の右図の方法によるストレッチングでは，腰椎の前弯が強くなり（腰が反る状態），腰痛を発生させる可能性もある．そこで，股関節伸展と膝関節屈曲を同時に行うために図 3-11 のような方法が推奨される．このストレッチング法では，反対側の股関節を屈曲して骨盤の動きを固定することで，大腿直筋の起始がストレッチングに伴って動かずに効果的なストレッチングを行える．

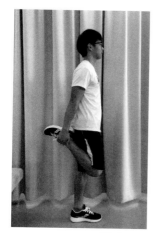 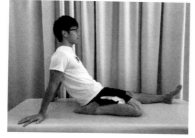 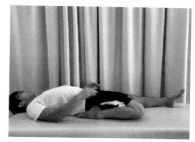

図 3-10　一般的に行われる大腿四頭筋のセルフストレッチング

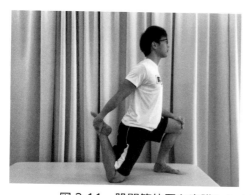 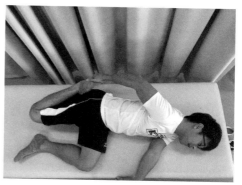

図 3-11　股関節伸展を意識した大腿四頭筋のセルフストレッチング

ストレッチングしたい足の反対側の股関節を屈曲することで骨盤の動きを固定し，ストレッチングする．足は股関節伸展，膝関節屈曲方向へ動かします．バランスなどが取りにくい場合は，左図のように横向きで寝る状態でストレッチングをしても良い．

（2）ハムストリングスのストレッチング

　二関節筋であるハムストリングスは大腿後面にある筋であり，ストレッチングは膝関節を伸展した状態で，股関節を屈曲させる（図 3-12）．膝を伸ばしたまま体前屈することを意識しすぎると図 3-13 のように脊柱の動き（背中が丸まる動き）が多く出て，ハムストリングスのストレッチングが十分に行えないため，股関節をしっかり屈曲させることを意

識する必要がある．ハムストリングスのストレッチング中に足関節を背屈させると伸張感の増加を自覚するが，その原因がハムストリングスが伸びているためか，筋以外の神経などの組織が伸びているためかについては不明確である．そのため，ハムストリングスのストレッチングを行うときの足関節背屈の是非には明確な結論が出ていない．

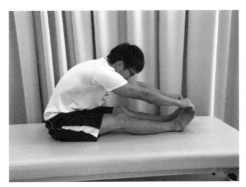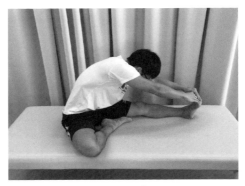

図 3-12　ハムストリングスのセルフストレッチング

膝関節を伸展した（伸ばした）状態で股関節を屈曲していく（前屈する）．両足のハムストリングスを伸ばす左図の方法と，右図のように片方ずつストレッチングを行う方法があり，右図の方が高い強度でのストレッチングが可能であると考えられている．

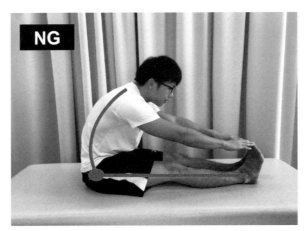

図 3-13　ハムストリングスのストレッチングが十分にできていない例

股関節が屈曲せずに脊柱の動き（背中が丸まる動き）により前屈動作が行われ，ハムストリングスが十分ストレッチングできない．

（3）腓腹筋のストレッチング

　アキレス腱のストレッチング方法により，腓腹筋をストレッチングすることが可能である．図 3-14 の①～③にあるように，膝関節が伸展位（伸びた状態）で足関節を背屈方向にストレッチングしていくと二関節筋である腓腹筋が伸長し，膝関節を屈曲した状態で足関節を背屈させると腓腹筋よりもヒラメ筋が主に伸長する．図 3-14 の④のように起立台（ストレッチングボード）を用いたストレッチングも有効である．

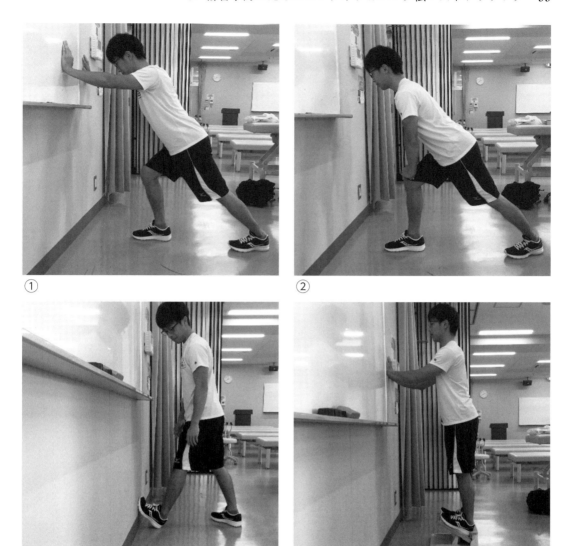

①

②

③

④

図 3-14　腓腹筋のストレッチング

立位で行うことが多く，①②体重を前方にかけることでストレッチングを行ったり，壁を利用したり③，段差や壁に足を当てることでストレッチングしたり，④起立台（ストレッチングボード）を用いてストレッチングする方法がある.

④ 傷害予防のためのコンディショニング法：物理療法

　物理療法は，スポーツ傷害（外傷および障害）の治癒を促進する目的や局所や全身のコンディショニングに利用される．身体に物理エネルギー（温熱，寒冷，電気刺激，光線，その他）を適応することで，生理的・生化学的変化を起こし，血液循環の改善，筋の緊張や痛みの緩和などの治療効果を得る．物理療法には種々の方法があるため，それぞれの物理療法にどのような効果があるのか，どのような症状に対しては適切ではない（禁忌）のかなどの知識がないと，効果的に物理療法を利用できない．本項では一般的に使用頻度が高いと考えられる温熱療法，寒冷療法の基礎的な知識および実際の使用方法などについて解説する．

1 ▶ 温熱療法の効果と実際

　温熱療法は使用方法が簡便であり，多くの症状や疾患に対して適応できる利点があるため，物理療法の中でも最も使用頻度が高い．温熱療法は，熱が伝わる深さの違いによって表在部を温めるホットパック（図3-15）や渦流浴（図3-16）などと，深部を温める超短波・極超短波（図3-17），超音波（図3-18）などに大別される．温熱療法の効果には，疼痛の緩和，軟部組織の柔軟性の向上，血液循環の増大，組織の治癒の促進などが挙げられる．

❶ 疼痛のコントロール

　温熱刺激による疼痛（痛み）閾値の上昇，すなわち痛みの緩和が報告されているが，これは多くのアスリートが身をもって経験している．末梢神経の温度が上がると神経終末

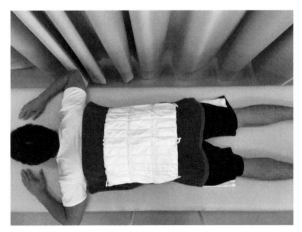

図 3-15　腰部に対するホットパック

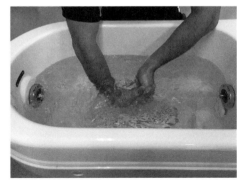

図 3-16　手関節（手首）に対する渦流浴
骨の突起が多い手・肘関節や足関節などに有効な温熱療法．

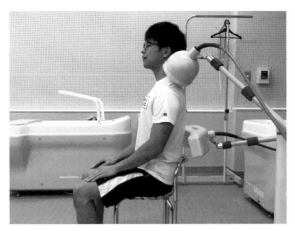

図 3-17　肩関節と腰部に対する極超短波治療器による治療
深部への加温効果に優れているが，人体に対する電磁波の影響が指摘されている．

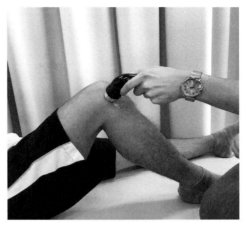

図 3-18　膝関節周囲に対する超音波
温めたい部位に十分な量の超音波ゲルを塗り温熱刺激を与える．

（感覚器）の脱分極の閾値が上昇する，脳へ向かう痛み信号を抑制系神経がブロックする（**ゲートコントロールセオリー**①）などの機序で，直接的かつ速やかに痛みが軽減すると考えられている．また，末梢血管の拡張によって虚血が改善し，発痛物質の除去が進み，筋スパスムが減少，さらには組織治癒も促進して，疼痛が直接的および間接的に軽減する．さらには温熱自体の心理的効果（リラクゼーション効果）が影響を及ぼして疼痛を軽減させる．

［用語解説］
① **ゲートコントロールセオリー（Gate control theory）**…疼痛抑制に関する理論で，経皮的末梢神経電気刺激（TENS：transcutaneous electrical nerve stimulation）の機器開発はこの理論に基づくものである（☞ p.115）．

❷ 軟部組織の柔軟性の向上

　筋や腱，関節包などの軟部組織の温度を上げていくと，その柔軟性が高まることが報告されている．ストレッチングの前に温熱刺激により組織を温めることで，より効果的に柔軟性が向上し，ストレッチングを単独で行うよりも温熱療法を行った後にストレッチングを行う方が効果的である．深部にある筋や腱，関節包に対してストレッチングを行う場合には，深部を温めることができる超短波・極超短波や超音波を使用する．

❸ 血液循環の拡大

　温熱刺激により血管は拡張し，局所の血流が増加する．表在部を温めるようなホットパックや渦流浴では，温めている部位付近の皮膚血管拡張が顕著に生じて温度変化が最も大きいが，筋を通り抜ける深部にある血管への影響は少ない．また，温めている部分以外の血管拡張効果は大きくないが，離れた領域でもある程度の血管拡張は生じる．しかし，表在部を温める温熱刺激では皮膚血流を増加させることはできるが，骨格筋の血流に及ぼす

影響は少ないため，骨格筋の血流量を増加させたい場合は，深部を加温できる超短波・極超短波や超音波を利用するか，運動によって温度を高める方が有効である.

❹ 組織の治癒促進

温熱刺激により血液循環と酸素活動の速度を上げ，組織酸素利用度を高めることによって，組織治癒を早める. 血液循環速度の増加は，組織への血液の運搬速度や量を増し，酸素および他の栄養素を供給したり老廃物を除去したりする効果の促進が期待できる. また，酸素活性の上昇は代謝の増加につながり，損傷を受けた組織の治癒を促進する. さらに，血液の温度上昇は組織におけるヘモグロビンからの酸素解離を増大させ，代謝や組織修復過程で利用できる酸素を増やす.

❺ 温熱療法の注意点

温熱刺激により熱傷（やけど）を生じる可能性がある. それを防ぐためには組織が45℃以上にならない必要があるが，温度を測定しながら温熱療法を適応することは非現実的であるため，温められている人が心地よいと感じる程度の温かさで行うことが推奨されている. そのため，糖尿病性神経症などで皮膚の感覚の鈍っている人への適応には注意が必要である. 過度の加温を監視する方法として，温熱療法中に皮膚に発赤が生じている場合には熱くなり過ぎている可能性があるため，途中で皮膚の状態を注意深く確認する必要がある.

温熱療法の実施時間は，長すぎると熱傷の可能性も高くなるために，長くても15〜20分程度で行うことが推奨される. また，急性外傷や急性炎症状態に対して温熱療法を適応してはいけない. 急性外傷や急性炎症状態で温熱刺激により組織温度を上昇させると，血管拡張および血流増加によって，腫れや出血が促進し，損傷部位の悪化や疼痛の増悪，回復の遅延の危険がある. そのため，外傷を受けてから48〜72時間以内には，温熱療法ではなく寒冷療法（アイシング）を行うことが推奨される. 特に超短波・極超短波に関しては，体内に金属やペースメーカーなどが入っている場合には利用できないので注意が必要である.

2 ▶ 寒冷療法の効果と実際

寒冷療法は，アイシングを代表としてスポーツ現場において最も頻繁に用いられる物理療法のひとつであり，氷をビニール袋や市販の氷嚢に入れて患部に当てるアイスパック（図3-19）や，氷水を入れたアイスバケツ（図3-20），コールドスプレー，アイシングマシン（図3-21）などがある. 寒冷療法で期待される効果には，神経伝導速度の低下，疼痛閾値の上昇，代謝率の低下などの生理学的な効果により急性期の炎症，浮腫，疼痛の改善などがある. 最近ではアイスバスなどで全身に適応して過度の体温上昇を抑えたり，クーリングダウンのひとつの手段としても用いられる.

❶ 代謝率の低下

寒冷刺激は，炎症と治癒に関わる代謝をはじめ，組織の代謝速度を低下させる. そのた

め，急性期には炎症の抑制を目的に利用するが，組織修復の回復を阻害する可能性もあり，慢性期に利用する場合には注意が必要である．寒冷刺激による組織温度の低下は，急性期の炎症反応の時期に局所に放出されるプロスタグランディンなどの生理活性物質による化学反応を遅らせ，さらには組織治癒機転に伴う熱感，発赤，浮腫，疼痛，機能障害なども減少させる．寒冷刺激は炎症に伴う熱を直接下げるだけでなく，血管収縮と血液粘性の上昇によって引き起こされる血液の減少と毛細血管透過性の低下を引き起こし，毛細血管から間質組織への体液の移動を妨げ，浮腫を軽減させる効果がある．

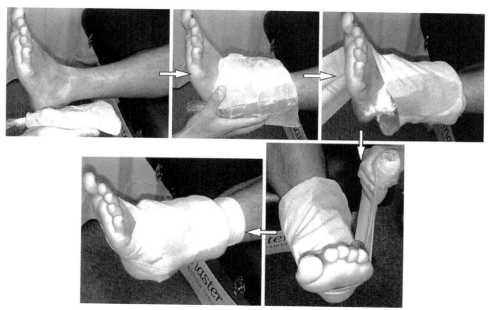

図 3-19　足関節捻挫に対するアイスパックの一例
足関節のように凹凸がある部分に対しては，キュービックアイスよりも氷を粉砕したクラッシュアイスを用いたほうが効果的なアイシングが可能である．

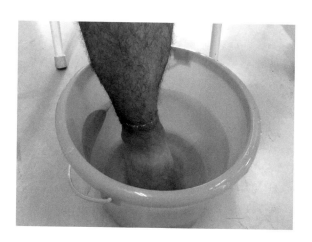

図 3-20　足関節に対するアイスバケツ
氷水の入ったバケツなどに患部を浸ける方法で，比較的広い範囲のアイシングが可能．氷がない場合には，水のみでもアイシングすることができる．

❷ 疼痛コントロール

寒冷療法における組織温度の低下は，直接的または間接的に疼痛を緩和させる．温熱療法と同様に，寒冷療法は皮膚温度受容器の活動（脱分極）の閾値を低下させて，直接的かつ急速に痛覚を鈍化させる．神経伝導速度も低下し，特に痛覚を伝達する Aδ 線維は最も伝導速度が低下し，鎮痛効果が得られる．また，疼痛の原因となる炎症や浮腫を抑制して間接的に疼痛を軽減させる．

寒冷療法を 10 ～ 15 分間以上適応すると，1 時間以上疼痛を抑制できるという報告もある．この疼痛の緩和により筋スパズムが改善した結果，冷やした領域の温度が正常に回復した後でも疼痛が軽減した状態が継続する．

しかし，寒冷療法は疼痛をコントロールしているだけで，急性期の炎症や浮腫の改善は期待できるが，一時的に痛みを軽減しているに過ぎず，根治的な治療ではない．そのため，寒冷療法によって疼痛を抑制した状態でスポーツ活動を実施すると，さらなる炎症の悪化を誘導したり，深部知覚や痛覚が鈍磨した状態で運動する中でより大きな外傷や障害を二次的に生じる可能性もあるため，十分な注意が必要である．

❸ 血行動態への効果

皮膚に寒冷刺激が加わると，すぐに皮膚血管の収縮と血流の低下が生じる．この血管収縮は 15 ～ 20 分未満であれば寒冷療法の適応時間中は持続する．この血流低下は寒冷刺激が加わっていない他の領域を過度の温度低下から守ることと，中心部の体温を安定させることを目的とした生体反応であり，一次的血管収縮と呼ばれる．その結果，寒冷刺激が加わっている領域の温度は大きく下がるが，他の領域の温度低下は小さい．より長い時間の寒冷療法を行うか，組織温度が 10℃ を下回ると，逆に血管が拡張し血流が増加する寒冷誘発血管拡張（cold-induced vasodilation）という現象が生じる．この寒冷誘発血管拡張は，手指や足趾のような上下肢の末端部分で生じやすく，1℃ 未満で 15 分以上の寒冷を適応した場合に見られる．これは循環障害を避けようとする生体反応で，二次的血管拡張と呼ばれる．通常この血管拡張の程度は軽度であるが，血管拡張が望ましくない急性炎症の状態では寒冷療法の適応時間は 15 ～ 20 分以下にすることが推奨されており，四肢の末端部分の場合には特に注意が必要である．

また，寒冷療法により血管の拡張効果はあるものの，冷却することでヘモグロビンが酸素を解離する能力を低下させ，組織が利用できる酸素を減らすことから，寒冷誘発血管拡張は酸素運搬の増加に効果的な手段とはならず，組織治癒の促進にはつながらない．

❹ クーリングダウン効果

激しい動きを要求されるスポーツを行った後には捻挫や打撲などの明らかな外傷が生じていなくても，アスリートの身体は少なからず微細な組織損傷を受けている．加えて，高強度のレジスタンストレーニングなどを行うことで遅発性筋痛を生じることもある．微細な組織損傷で生じる炎症を抑えるとともに，痛みや筋スパズムを緩和し，遅発性筋痛を軽減するために寒冷療法が推奨される．

さらに，二次的血管拡張により血液循環が改善され，組織に蓄積した老廃物の除去によ

り疲労の回復にも効果が期待できるため，氷水の入ったプールなどに入るアイスバスを行う競技もある．これらの考えを肯定する研究報告がある一方で，疲労回復効果や遅発性筋痛の予防効果がないという研究報告もあり，議論の余地がある．しかし，暑熱環境下の運動によって上昇した体温は，炎症状態を助長するだけではなく，全身の疲労感や倦怠感，または精神的なストレスを誘発するために，全身もしくは部分的に身体を冷却することは，心身の負担を減らすコンディショニングの手法としては有効と考えられている．競技の合間に冷却を行う場合には，次の競技までに筋温が回復せずに，十分なパフォーマンスを発揮することができなくなる可能性もあり，次の競技開始までには十分なウォーミングアップを行うべきである．また，寒冷療法は熱中症の予防や対応としても有効である．

5 傷害予防のためのコンディショニング法：鍼灸治療

1 アスリートに対する鍼灸治療：スポーツ鍼灸

　スポーツ鍼灸とは，スポーツ領域へ鍼灸治療を応用したものであり，スポーツ傷害に対してその治癒や症状の寛解を目的とした鍼灸治療，アスリートのコンディショニング調整を目的とした鍼灸治療，傷害の予防を目的とした鍼灸治療を総称している．鍼灸治療の利点のひとつに，西洋医学の治療で用いる薬物を用いないことが挙げられる．元来，スポーツ傷害治療のためにできるだけ薬物を使用しないことはスポーツにおける治療の原則であるが，昨今のドーピングルールの厳格化から，アスリートは薬物を極力避ける傾向が強くなっている．その点で鍼灸治療は，鎮痛効果，筋緊張抑制効果，血流促進効果，リラクゼーション効果などの幅広い効能が謳われており，アスリートのコンディショニングやリコンディショニングに広く取り入られるようになっている．

　さらにスポーツ鍼灸領域では，運動器系の傷害・症状に対する鍼灸治療について，現代の医学的病態把握に基づく鍼灸治療が幅広く研究されるようになっている．本項では主に，鍼治療が汎用される主なスポーツ傷害について概説する．さらに，試合前の便秘や下痢など，コンディションの低下などの運動器愁訴以外の症状などに対する全身の調整を目的とした，伝統・経験的な鍼灸治療法についても簡単な概説を加える．

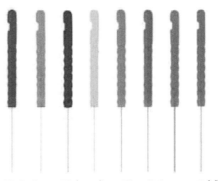

図 3-21　日本で主に用いられている鍼
(SEIRIN® HP より引用)

2 鍼治療の効果

　運動器系の疾患や症状に対する鍼灸治療の主な効果発現機序には，「本来，ヒトの身体に備わっている痛みを抑制する能力を賦活する効果」，「神経や筋などの血液循環への影響」，「過緊張筋の弛緩作用」が挙げられる．これらの作用を，疾患・傷害・症状に合わせて適切に利用し，疾患・傷害・症状の治療，コンディショニング調整，あるいは傷害の予防につなげることが重要である．それぞれの作用について概説する．

❶ 痛みの抑制系を賦活する作用

　ヒトには痛みを抑制する機構が備わっており，鍼を刺すという軽微な侵害刺激である鍼灸治療は，その痛みの抑制機構を賦活するとされており，主に以下の四つの抑制機構がある．

（1）下行性痛覚抑制系

　鍼灸による末梢神経の **C・Aδ線維**[①]への刺激（侵害性機械・熱・化学刺激）は脊髄後角に入り，内側・外側脊髄視床路を通って上位中枢まで伝えられる．その過程で，視床下部や中脳水道周囲灰白質からβエンドルフィンやエンケファリンが放出され，常には興奮性アミノ酸作動性ニューロンを抑制しているγアミノ酪酸（GABA）作動性ニューロンの脱抑制が生じ，結果として，吻側延髄腹側部の大縫線核，巨大細胞網様核，傍巨大細胞網様核，あるいは橋の青斑核から，ノルアドレナリンやセロトニンが放出され，脊髄後角（脊髄神経領域からの痛み情報），三叉神経脊髄路核尾側亜核（顔面部からの痛覚情報）部で痛みの伝達を抑制すると考えられている．

（2）広汎性侵害抑制調節

　下行性痛覚抑制系のひとつとも考えられているが，鍼灸による末梢神経のC・Aδ線維への刺激は，脊髄後角や三叉神経脊髄路核尾側亜核の広作動域ニューロンに入力される．身体のいずれかでC・Aδ線維が刺激されると，延髄の網様核背側亜核にも刺激が入力され，広作動域ニューロンから上位中枢への入力を抑制する．一般的な下行性痛覚抑制系の経路である吻側延髄腹側部を破壊しても，広汎性侵害抑制調節は維持され，網様核背側亜核を破壊すると，この抑制調節が消失する．また，網様核背側亜核は，鍼の機械的刺激による鎮痛と関係が深い視床内側下核との線維連絡も報告されており，鍼鎮痛との関連が指摘されている．

（3）脊髄分節性痛覚抑制機構

　いわゆるゲートコントロールセオリー（☞ p.101, 115）であり，鍼灸によるC・Aδ線維への刺激は，広作動域ニューロンに入力され，上位中枢へ伝えられるが，C・Aδ線維が刺激された同じ分節において，Aβ線維への刺激（触・圧・振動刺激，あるいは高頻度・低強度の電気刺激）がなされると，脊髄後角の膠様質に存在するGABA作動性ニューロンに入力が起こり，広作動域ニューロンに対してシナプス前後で抑制する．また，C・Aδ線維への刺激は，同じ後角内にあるエンケファリン作動性ニューロンにも入力し，広作動域ニューロンに対してシナプス前後で抑制するとされる．

（4）末梢部での疼痛抑制

　末梢部で炎症が起こると，炎症系細胞が遊走される炎症系細胞に対してコルチコトロピン放出因子やIL-1が作用し，これらからオピオイドが放出される．放出されたオピオイドは，自由神経終末に発現しているオピオイド受容体と結合し，末梢部で痛みを抑制する．また，炎症が生じるとATPが漏出し，ATPの代謝産物であるアデノシンも末梢部での痛みの抑制に関与する可能性が指摘されている．

［用語解説］
①**C・Aδ線維**…末梢神経の神経線維は，髄鞘の有無や機能によってAα，Aβ，Aδ，B，

C線維に分類される．C線維は無髄線維で伝導が遅く鈍い痛みを伝達し，Aδ線維は有髄線維で伝導が速く，鋭い痛みを伝達する．

❷ 神経や筋などの血液循環への影響

「筋血流」と「神経血流」は運動器と最も関連が深いと考えられることから，以下にそれぞれについて解説する．

（1）筋血流への影響

鍼刺激による筋血流の増加機序は軸索反射だけではなく，刺激部の炎症反応に起因する血管拡張（アデノシンなど）が考えられている．また，腱血流と鍼通電刺激の関係について，膝蓋腱の支配神経である大腿神経への電気刺激による膝蓋腱血流の増加が確認されているように，腱血流は筋部血管からの支配も受けており，筋血流と腱血流は関係性が深いことから，筋自身への刺激のみならず，その支配神経への刺激は筋血流に影響を及ぼすと考えられる．

（2）神経血流への影響

慢性の根性坐骨神経痛や馬尾性間欠跛行に有効である．坐骨神経への鍼通電刺激時の神経血流の変化を観察した報告では，坐骨神経血流は増加し，軸索反射およびコリン作動性神経を介した反応である可能性が示唆されている．また，ラット陰部神経電気刺激によるコリン作動性神経を介した坐骨神経血流の増加も確認されており，障害神経を直接刺激しなくても，その神経循環を支配する神経を刺激することで，当該神経の血流に変化を与えることが示されている．

❸ 過緊張筋の弛緩作用

下腿三頭筋の繰り返しの強縮負荷による一過性筋過緊張モデルを用いて過緊張筋への鍼刺激による弛緩作用の有無を検討した報告では，鍼が筋弛緩作用を有する結果が示されている．その機序については不明な点も多いが，刺鍼部位が，筋・腱移行部であることから，筋の持続的な収縮や，筋弛緩に関連したγ線維やIb線維を介した反応（☞ p.40）と考えられる．

その他の報告では，拮抗筋への鍼刺激により筋弛緩が生じる現象も報告されており，相反神経支配による反応の可能性がある．

3 ▶ 鍼治療のタイミング

❶ 競技・練習後の治療

鍼治療は，主に傷害の治癒促進や傷害による症状の寛解を目的に行う．また，傷害の予防を含めて，競技・練習による筋疲労の緩和を目的に治療を行う．

❷ 競技前の治療

競技前は積極的な症状の寛解を目的とした鍼治療は避け，コンディショニング調整の目

的で軽い刺激に留める．強い刺激は，運動パフォーマンスを低下させる可能性があるので一般的には避けたほうがいいとされる．ただし，痛みが非常に強く，それでも競技への参加を余儀なくされている場合などには，鎮痛目的に積極的な治療を行う場合もある．

❸ 競技中の治療

シールに極小の鍼が付いている貼付型の円皮鍼という鍼がある．**コリジョンスポーツ**①の中には競技中の円皮鍼の貼付を認めていない種目もあるが，貼付が許されている種目も多く．鎮痛やコンディショニングを目的に貼付しながら競技に臨んでいるアスリートもいる．円皮鍼は一般的な鍼のような強い効果はないが，弱い効果を持続的に与えることが可能なため，競技によってはその有用性が期待される．

〔用語解説〕
① **コリジョンスポーツ**…激しい身体接触が意図的に行われる競技．アメリカンフットボール，ラグビーフットボールなど．

4　鍼灸治療が有効な主な運動器（スポーツ）傷害に対する鍼灸治療

❶ 頸椎椎間板症

椎間板変性を基盤として椎間板由来の痛みを主症状とする疾患の総称であり，主に頸肩部にコリ感や痛みを訴える．脊椎の機能単位の中で，最も変性しやすい組織は椎間板であり，ラグビーやアメフトなど頸椎に負荷のかかりやすい種目では早期に変性し症状に悩むアスリートがいる．

❷ 頸椎椎間板ヘルニア

突出あるいは脱出した髄核や椎間板線維輪が神経根や脊髄を機械的・化学的に刺激し，頸肩部症状のほかに上肢神経症状を引き起こす．手術適応ではない状態に対して，慢性の頸部痛や傍脊柱筋群の過緊張の軽減を目的に施術する．

❸ 外傷性頸部症候群・頸椎捻挫

相手選手との衝突や頭部からの転落などの外傷機転によって，頸椎が過屈曲や過伸展して生じる症状の総称であるが，頸肩部痛のほかに，頭痛やめまい，耳鳴り，吐き気などの症状を訴えることもある．鍼治療は症状軽減を目的に実施する．

❹ 肩こり

肩こりの原因は多岐にわたり，上記のような頸椎疾患や変形性頸椎症に由来するもの，姿勢不良や過労に由来するもの，自律神経系が関与するもの，その他頭部疾患，心肺疾患などが考えられる．医療機関で検査をしても，明確な原因が特定されないことも多い．頸部周囲の筋群の筋力トレーニングを積極的に実施することは重要であるが，鍼治療は肩こり症状に対して有効な対症療法のひとつとなる．肩こり症状は運動パフォーマンスの低下

や傷害の原因となることもあるため，コンディショニングを目的とする鍼治療が有効な場合がある．

❺ 腱板損傷・腱板炎・肩峰下インピンジメント症候群

腱板は，棘上筋，棘下筋，小円筋，肩甲下筋の四つの筋腱によって構成され，肩関節の動的安定性に関与している．野球に代表される投球動作や，水泳など腕をオーバーヘッドで回す頻度の高いスポーツで生じやすい．腱板炎では，腱峰下滑液包炎を伴っている場合もある．鍼治療は局所の疼痛改善や肩周囲筋群の筋緊張の緩和を目的に実施される．

❻ 上腕骨外側上顆炎（テニス肘）

上腕骨外側上顆に起始する長・短橈側手根伸筋や回外筋を繰り返し使うことによって，上腕骨外側上顆部に炎症をきたす筋付着部炎である．テニスラケットが重く，多くの選手がバックハンドを片手で打球していた時代に頻発したためテニス肘の俗称がついているが，手を強く握って手関節を動かすスポーツで広く生じやすい障害である．局所の疼痛改善や前腕伸筋群の筋緊張の緩和を目的に鍼治療を実施する．

❼ 野球肘障害

内側障害，外側障害，後方障害に分けることができ，内側障害は投球動作の加速期に生じる肘内側への牽引力（内側上顆炎），外側障害は肘外側への回旋・圧迫力（離断性骨軟骨炎），後方障害はフォロースルー期に生じる肘頭の肘頭窩への繰り返しの衝突により生じる（遊離体の形成）．

（1）内側障害に対する鍼治療

内側側副靭帯，手関節屈筋群起始部への刺鍼は，痛みの抑制，循環の変化による組織修復の促進に関与する．しかし，痛みの軽減による過度の使用は，障害の進行（裂離骨折など）を助長する可能性があり，鍼治療を痛みの抑制だけに利用するのは危険である．過使用を制限しながらの対応が必要となる．

（2）外側障害に対する鍼治療

離断性骨軟骨炎は成長軟骨板のある成長期に生じる障害である．進行して遊離体が生じた場合（末期）は手術適応となる．遊離体の形成以前の状態であれば，投球制限に加えて，

| ミニコラム |

鍼通電による骨癒合促進

動物実験において，骨折モデル，骨欠損モデルに対する直流鍼通電刺激の効果を検討した．その結果，陰極直流鍼通電が骨癒合や骨新生を促進させることが明らかになった．今後，有害事象の検討などを行うことにより，臨床応用が可能になるかもしれない．疲労骨折や遷延癒合，偽関節に対する手術後に補助的治療として応用できる可能性がある．

上腕骨小頭や橈骨頭付近への刺鍼を痛みの抑制を目的に施術するが，組織修復を促進させる可能性もある．骨癒合の促進に対する鍼通電刺激に関する動物実験の結果を「ミニコラム 2」に示す．関節周囲への鍼治療は感染のリスクを十分に認識して慎重に実施すべきである．

（3）後方障害に対する鍼治療

外側障害と同様に，遊離体が生じた場合には鏡視下手術が必要となる場合がある．遊離体の形成以前であれば，使用制限に加えて，肘関節屈曲位での肘頭窩部への刺鍼は痛みの抑制を目的に実施する場合がある．

❽ 非特異的腰痛（いわゆる腰痛症）

原因が特定できない "いわゆる腰痛症" のことをいい，腰痛の多くがこれにあたる．ただし，スポーツでは腰椎分離症や腰椎椎間板症など，オーバーユースやオーバーロードによって生じる腰のスポーツ傷害があるため，医療機関での除外診断が重要である．自分勝手な判断で "いわゆる腰痛症" と決めつけて，最初からマッサージや鍼灸治療に頼るのは危険で，正しい診断を受けたのちに利用することが大切である．傍脊柱筋の筋膜由来の痛み（筋膜性腰痛）が多く，障害高位傍脊柱部へのトリガーポイント鍼治療が有効である．

❾ 腰椎椎間板ヘルニア

腰椎の椎間板の中心にある髄核が後方に膨隆もしくは脱出して脊柱管内の馬尾や椎間孔を出ていく神経根を，機械的・化学的に刺激すると，腰痛とともに下肢神経症状（痛み，知覚鈍麻，筋力低下など）が出現する．椎間板ヘルニアは原則的に保存療法で治療するが，症状によっては手術治療を選択する．慢性腰痛や痛みによる腰部の筋緊張が持続する場合には，鍼治療が比較的有効である．また，疼痛を生じている障害神経根に対して鎮痛目的に直接的な鍼通電刺激をする治療法も報告されている．

❿ 腰椎分離症

腰椎椎弓の疲労骨折であり，サッカーのようにキック動作で腰を繰り返し捻じったり，バレーボールなど前後屈を繰り返す競技種目の選手に好発する．疲労骨折の初期段階では2ヵ月程度の固定で分離部の癒合が期待できることから，疑わしい場合は早期に専門医を受診すべきである．分離が完成して偽関節を生じると，分離部や椎体の不安定性による腰痛が慢性化する．この場合には鍼治療は一時的な腰痛の緩和には有効なことが多いが，持続的な効果が得られるわけではないことを理解しておく必要がある．腹筋，背筋，腸腰筋などの体幹筋のトレーニングも重要である．

⓫ 肉ばなれ

スポーツなどで筋の瞬間的な収縮により，筋膜や筋線維束に断裂を生じる傷害をいう．二関節筋であるハムストリングス（大腿二頭筋，半腱様筋，半膜様筋），大腿四頭筋，腓腹筋，股関節内転筋群などに多く発生する．

基本的には外傷であるため，初期治療は RICE 処置を行って炎症を制御して，局所を安静に保たせる．鍼治療などを傷害部位に実施することは禁忌であり，実施する場合に

は，痛みによる筋緊張の緩和などを目的に，当該筋やその周囲筋の傷害部位から離れた部位や拮抗筋群の緊張改善を目的に施術することがある．

「ミニコラム」（☞ p.110）に挙げた骨の癒合促進と同様に，筋断裂部に対する鍼通電が筋修復に関わる筋衛星細胞の活性化を惹起するとの動物実験の報告もあり，断裂部位の治療促進のために応用できる可能性がある．

⑫ ジャンパー膝

主にジャンプ動作で負荷のかかる膝伸展機構のオーバーユースにより，大腿四頭筋腱や膝蓋腱の膝蓋骨付着に炎症を生じる筋腱付着部炎の総称である．鎮痛効果を目的に，大腿四頭筋腱や膝蓋腱の膝蓋骨付着部へ刺鍼あるいは温灸を行う．また，大腿四頭筋の緊張を和らげるために，大腿四頭筋の硬結部，圧痛部位，起始停止部近傍に鍼治療を行う．

場合によっては，膝蓋骨近傍の痛みに対して大腿神経の本幹（大腿三角部の大腿動脈拍動部外側）近傍へ，膝蓋靭帯の膝蓋骨付着部の痛みに対して伏在神経の近傍（内側関節裂隙や Hunter 管部）へ鍼治療を行う．

⑬ 腸脛靭帯炎

ランナーズニーといわれるランナーに多いスポーツ障害のひとつで，膝屈伸時の大腿骨外側上顆と腸脛靭帯との間で摩擦の繰り返しによって膝外側滑液包に炎症を生じる．疼痛緩和を目的に，痛みを生じている部位もしくはその近傍に鍼治療もしくは温灸を行う．ただし，炎症が強く生じている急性期には，アイシングや消炎鎮痛薬の外用などを優先して実施すべきである．また，腸脛靭帯の緊張の高いアスリートはこの障害を起こしやすいので，腸脛靭帯・大腿筋膜張筋の筋緊張を取る目的で，圧痛部や硬結部へ鍼治療や温灸を行う．

⑭ 鵞足炎

ランナーズニーといわれるランナーに多いスポーツ障害のひとつで，縫工筋・薄筋・半腱様筋腱，半膜様筋腱の脛骨内側部付着部（鵞足）における付着部炎である．疼痛緩和を目的に痛みを生じている部位もしくはその近傍に鍼治療もしくは温灸を行う．縫工筋，薄筋，半腱様筋，半膜様筋の過緊張の軽減を目的に，その起始である坐骨結節や上前腸骨棘部，あるいはその筋の筋腱移行部，圧痛・硬結部近傍に鍼治療を行う．これらの筋群と同じ膝屈曲・内旋筋である膝窩筋にも過度の負荷がかかって過緊張による圧痛を認める場合には，膝窩筋の起始・停止である大腿骨外顆後面上部，脛骨後面上部などへの鍼治療が症状軽減の一助となることもある．

⑮ シンスプリント

脛骨後内側部で中・下 1／3 付近に起こる炎症性骨膜炎のことをいうが，広義には，脛骨の後内側，脛骨前外側部，骨間膜部の炎症性疾患の総称である．ランニングやジャンプ動作で収縮する後脛骨筋，長母趾屈筋，長趾屈筋，あるいは前脛骨筋，長母趾伸筋，長趾伸筋による繰り返しの牽引力によって，起始部の脛骨骨膜，骨間膜に炎症が生じて，痛みによる運動能力低下をきたす．

疼痛緩和を目的に，痛みを生じている部位もしくはその近傍（多くは下腿後内側遠位部）に，鍼治療もしくは温灸治療を行う．圧痛や硬結などによって障害筋が特定されれば，その筋の起始部に鍼治療を実施する．また，障害筋と協調運動をする筋群は，障害筋と同様に過緊張を起こしていることが多く，その筋群の起始・停止・筋腱移行部にも施術する．

⑯ アキレス腱炎・周囲炎

アキレス腱炎は腱実質部に炎症をきたし，アキレス腱周囲炎は腱周囲のパラテノン（腱上膜）に炎症を起こした状態をいう．加齢による腱の変性，下腿三頭筋の筋力・柔軟性の低下，オーバーユースなどが関与している．放置して悪化すると痛みが増強するだけでなく，アキレス腱断裂のリスクが増す．

アキレス腱踵骨付着部や踵骨からやや近位部の疼痛出現部に施術する．痛みが強い場合には鍼通電を試みる．下腿三頭筋の柔軟性が低下していることが多く，腓腹筋，ヒラメ筋の起始・筋腱移行部に刺鍼し，程度に応じて軽い収縮が起こる程度の鍼通電も併用する．拮抗筋である前脛骨筋に対するやや強めの収縮が生じる強度の鍼通電も，生理学的に下腿三頭筋を弛緩させる可能性があり，コンディショニングとしても有用である．

⑰ 足関節捻挫・足関節靭帯損傷後の痛み

足関節の内反捻挫を受傷すると，内返し強制による前距腓靭帯損傷あるいは前距腓靭帯と踵腓靭帯の合併損傷を生じる．ギプス固定や手術を必要としない靭帯の部分損傷では，痛みの軽減や下腿筋群の緊張緩和などの目的に鍼治療の適応があるが，急性期は炎症の鎮静が最優先である．完全断裂（Ⅲ度損傷）の場合には，ギプス固定や手術と一定期間の免荷が必要になる．ただし，完全断裂でも固定期間終了後の機能回復期の鍼治療は，痛みの抑制や過緊張・短縮筋の弛緩による関節可動域の増大や，循環改善による組織修復の促進に有用である．

⑱ 足底腱膜炎（足底筋膜炎）

足趾基部から踵骨内側隆起部に付着する足底腱膜に繰り返しの牽引力が加わり，主にその起始部に腱膜炎や骨膜炎，滑液包炎を生じて疼痛を生じる傷害で，悪化すると日常の歩行さえも困難になることがある．足底腱膜起始部の踵骨内側隆起部に圧痛を訴えることが多く，消炎鎮痛を目的に同部位に鍼治療を実施する．ただし，足底部は痛覚受容器が多く，鍼による痛みが生じやすいので，細い鍼を使用する．同部位への温灸も効果的である．また，足底中央付近にも痛みの自覚と圧痛がある場合には，足底中央の圧痛部にも施術する．

5 ▶ その他アスリートのコンディショニングによく用いる鍼灸治療

❶ 筋疲労・遅発性筋痛

筋疲労や遅発性筋痛（☞ p.45）は，運動パフォーマンスを低下させるだけでなく，関節位置覚の低下，関節運動の不撓性，協調運動の不具合，集中力の低下などを招き，思わぬ傷害を引き起こす誘因となる．症状に関連した筋を特定し，筋緊張・硬結・筋腱移行部に

刺鍼し，さらにその筋の拮抗筋や共動筋もケアすることが望ましい．関節位置覚には，関節包に存在する受容器，その関節の動きに関わる筋の筋紡錘や皮膚の触圧受容器などが関係する．筋への刺鍼だけにとどまらず，当該筋に関わる関節周囲へのごく浅い鍼治療も，関節位置覚の回復に寄与する．また，遅発性筋痛や筋疲労の予防を目的に，競技前に頻繁に症状の出現する部位ににあらかじめ円皮鍼を貼付しておくこともある．

❷ 便秘・下痢

便通は試合前の緊張や食事の変化などによる影響を受け，特に試合当日の便通異常は運動パフォーマンスに影響し，結果を左右する．腸管運動と鍼治療に関して，これまでにいくつかの臨床的・基礎的研究が行われており，腹部にある経穴（ツボ）への刺鍼や上肢・下肢の経穴への刺鍼が効果的とされている．経験ある鍼灸師に施術してもらう必要があるが，物理刺激で自律神経に働きかける鍼治療はドーピングの心配もなく，安心して行える処置であり，薬剤より先に試みる価値はあると考える．

❸ 生理痛

生理痛の原因はさまざまだが，症状としては下腹部痛のほかに腰痛や全身倦怠感，頭痛などが挙げられる．生理が終了してからの1ヵ月間，仙骨後面部の経穴である次髎（じりょう）に円皮鍼を貼付した研究結果では，次回の生理痛（下腹部痛と腰痛）が軽減したとの報告もある．また，下肢の経穴である三陰交（さんいんこう）への刺鍼や鍼通電は，出現した生理痛に即効性があるとの報告もあり，慢性の生理痛に悩むアスリートは試みてもいいかもしれない．

❹ 眼精疲労

静止視力，動体視力，深視力はスポーツを行う上で非常に重要である．眼精疲労は，目の疲れや痛み，視界のかすみなどの目の症状のほか，頭痛や吐き気などが生じ，運動パフォーマンスを低下させるだけでなく，思わぬ傷害を引き起こす原因にもなりかねない．眼精疲労に対する鍼治療には，目の周囲の基本的な経穴として，太陽（たいよう），晴明（せいめい），攢竹（さんちく）などを用い，後頸部の経穴として風池（ふうち）を使用する．さらに，頭痛や肩こりに対する治療も併せて行うことによって全体的な症状の緩和を図る．

| ミニコラム |

ゲートコントロールセオリー

　痛みのある部位をさすると痛みが和らぐことや脊髄後索などの感覚線維の通路に電気刺激を与えると除痛効果があることから，皮膚への刺激（有髄のAδ線維を伝導する）が慢性持続性疼痛（無髄C線維を伝導する）を抑制する可能性が示唆されていた．

　Patrick D. Wall と Ronald Melzack は，その機序を脊髄後根膠様質にあるシナプス前抑制性の介在ニューロン（SG線維）を存在させることで説明した．すなわち，最終的に侵害情報（痛み）を中枢に伝えるニューロン（T線維）にシナプスを介して細い侵害受容性感覚ニューロン（S線維；無髄C線維など）が末梢効果器からの侵害情報（痛み）を伝えている時に，同レベルに存在する非侵害性感覚ニューロン（L線維；有髄Aδ線維）を刺激すると抑制性介在ニューロン（SG線維）が興奮して，S線維からT細胞へのシグナル伝達がシナプスの前で抑制されることで，T線維から伝達される痛みのシグナルが抑制され，結果として自覚する痛みが軽減すると説明するものであった．

　これによって，"痛いの痛いの飛んで行け〜"といって患部をさする伝統的な手法や鍼治療の侵害刺激や低周波治療による皮膚の電気刺激によって痛みが抑制される現象が説明できる．また，ゲートコントロールは中枢からの制御も受けているとしており，これまでにセロトニン（5-HT），GABA，グリシンなどに代表される抑制系の神経伝達物質をもつニューロンの存在も明らかになってきている．

（参考文献：Melzack R, et al: Science. 150(3699), 971-979, 1965.）

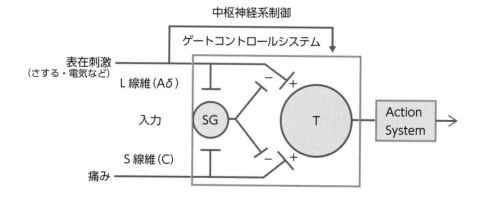

6 歯のコンディショニング

1 歯科におけるコンディショニングとデンタルチェック

　スポーツ選手が最高のパフォーマンスを発揮するために，またスポーツ外傷・障害を防止するために，歯，歯周組織，咀嚼筋および顎関節を含む顎口腔系の状態を整えることが，歯科におけるコンディショニングである．スポーツを行うには十分な栄養摂取が必要であり，また競技中の姿勢を保持し，筋力を最大限に発揮するためには安定した噛み合わせが重要である．さらに，痛みを感じることなく，競技に集中するためにも，歯科におけるコンディショニングは欠かせない（図3-22）．

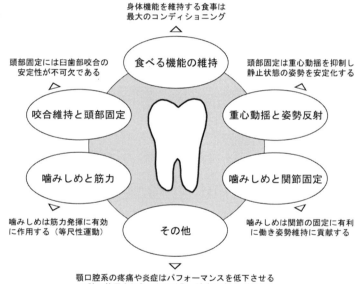

図 3-22　歯科におけるコンディショニングの重要性
（日本スポーツ歯科医学会監修「スポーツ選手のための歯科医学サポート」より引用・改変）

❶ デンタルチェックの流れ

　スポーツ選手の顎口腔系のコンディションを把握するためには，一般のメディカルチェックと同じく，定期的なデンタルチェックが望まれる．デンタルチェックによって，顎口腔系の健康状態や疾患の罹患状況を把握し，その結果に基づいて問題をリストアップした後，選手本人および指導者・保護者などのスタッフへフィードバックを行う．ここで必要に応じた治療勧告をするとともに，口腔ケアや栄養摂取に関する適切な保健指導を行う．スポーツ選手の競技レベルによっても異なるが，一般的なデンタルチェックの流れを示す（図3-23）．

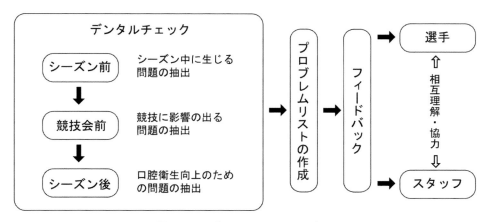

図 3-23　デンタルチェックの流れ
（「要説スポーツ歯科医学」（医学情報社）より引用・改変）

❷ デンタルチェックの実際

デンタルチェックにおける診査内容は以下の通りである.
（1）一般的な問診
現症, 既往歴, 感染症の有無, 薬物の服用, 生活習慣, 食べ物の嗜好等.
（2）スポーツに関する問診
スポーツ歴, スポーツ外傷・障害の経験, マウスガード使用の有無等.
（3）口腔内診査
齲蝕・歯周病の状況, 口腔清掃状態, 歯列不正, 咬合状態, 歯の磨耗・咬耗, 歯の亀裂・破折, 歯ぎしりや食いしばりの有無等.
（4）顎機能診査
顎関節の状態, 咬合力および咬合接触面積の検査, 顎運動検査等.
（5）必要に応じてX線診査
X線撮影範囲によっては隣接器官の異常が見つかる場合もある.

❸ デンタルチェックにおける注意点

口腔内は目に見えないために, 問題が見過ごされてしまう. ミラーや口腔内カメラを用いて実際に観察することが最も重要である. 痛みという自覚症状がなくても, 問題が生じている場合もあるので注意する. 一般的には低年齢～青年期までは齲蝕, 成人期以降は歯周病が診査のターゲットとなることが多い. 口腔内の状況により違いはあるが, 3 ～ 12 ヵ月間隔での定期的なチェックが望ましい.

現在では, スポーツ競技の開始時期の低年齢化に伴い, 選手本人とともに保護者における健康管理の重要性も高まっている. また発育期は自己管理を習慣づける大切な時期であり, 指導者や保護者からの助言に基づいて積極的な取り組みが望まれる. しかしながら, 指導者や保護者の歯科に対する理解には差があり, 誰がコンディショニングサポートを行うかが問題となる.

2　歯とその周囲の構造

　歯科におけるコンディショニングを考える上で，歯とその周囲組織の構造（図3-24）を知ることは重要である．歯は歯冠と歯根から成り立っている．健全な状態では，歯冠は歯肉の外側で目に見える部分であり，歯根は歯肉の内側で骨に埋まっている部分である．歯冠表面はエナメル質という硬い層で被われており，その内側に象牙質，さらに歯の中心部には神経，血管などを有する歯髄があり，歯に栄養を与えている．歯根表面はセメント質で被われており，歯根膜を介して歯槽骨に支えられている．

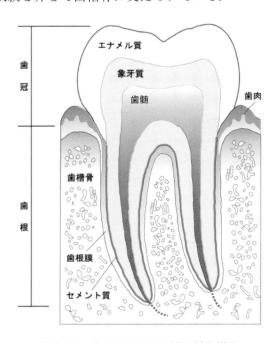

図 3-24　歯とその周囲組織の基本構造

【歯は弾力に富む】

　歯は，歯冠表面を被うエナメル質の硬さゆえに，硬くて丈夫だと思われがちである．確かにエナメル質は，リン酸カルシウムの一種であるハイドロキシアパタイトを豊富に含む，人体で最も硬い組織である．しかしながら，その内側にある象牙質は弾力に富み，さながらゴルフクラブや釣り竿のように，触ると硬いが力を加えるとしなるという性質を持つ．さらに骨に歯を支えている歯根膜は，クッションのような役割があり，物を噛みしめる時などに歯はわずかに動くことができ，過剰な力がかかるのを防いでいる．

3　歯と歯周組織の疾患

　口腔内の疾患として代表的な齲蝕（むし歯）も歯周病も，それぞれの病気の原因菌が引き起こす「感染症」である．人から人へ唾液を介して細菌が移ることが知られており，特に親から子への垂直感染あるいは大人同士の水平感染が問題となる．したがって，正しい知識を持って家族単位で口腔ケアを行うことが重要である．口腔内に存在する細菌は歯の

周囲に集まり，バイオフィルムという粘着性の被膜をつくり上げる．いったん歯にこびりついたバイオフィルムは，通常のブラッシングでは除去できないため，歯科医院での定期的なクリーニングが必要となる．また，食生活や喫煙といった生活習慣が，病気の発症と進行に大きく影響することから，「生活習慣病」としての側面も忘れてはならない．

❶ 歯の疾患：「齲蝕（むし歯）」

「齲蝕（むし歯）」とは，ミュータンス菌などの齲蝕原因菌が飲食物中の糖質を栄養にして酸をつくり，その酸によって歯が溶かされて穴があく病気である．つまり，細菌が直接歯を食べたりすることはない．また，齲蝕が発生するかどうかは，①齲蝕原因菌や　②糖分の存在だけでなく，③歯の質が強いか弱いか，唾液の出方はどうかによって影響を受け，さらに重要なのは④時間の経過である．それぞれの因子に対して，図に示したような方法で齲蝕の発生を抑えることが可能である（図3-25）．ただし，人によってリスクとなっている要因は異なるので，必要に応じて細菌検査や唾液検査など適正な齲蝕リスク評価に基づいて，疾患をコントロールすべきである．

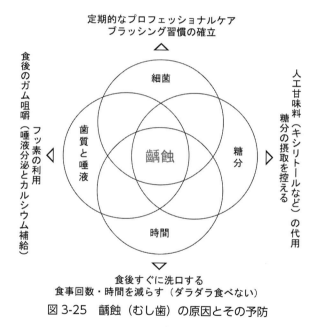

図 3-25　齲蝕（むし歯）の原因とその予防

齲蝕も最初は全く無症状で穴もあいていない．むしろ歯の表面が白っぽくなっているだけで，病気として気づきにくい．この状態でも冷たい物や甘い物がしみるようになることがあるが，表面のエナメル質はまだ再生（再石灰化）可能である．さらに熱い物がしみたり，じっとしていても痛かったりするようになると，多くは歯に穴があいて歯髄にまで問題が及んだ状態となっており，病気としてはより重症である．このような痛みが出てから治療に行くのは，やや手遅れと言える．穴があいた歯のエナメル質は再生しないからである（図3-26）．

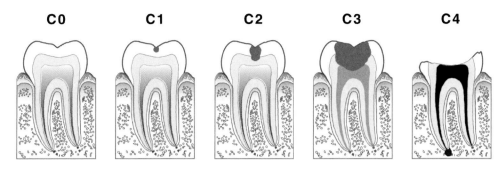

| C0 | C1 | C2 | C3 | C4 |

図 3-26　齲蝕（むし歯）の進行度

　また，近年では齲蝕原因菌が関与しない「酸蝕症」がクローズアップされている．酸蝕症とは，齲蝕と同じように酸で歯が溶かされるものであるが，それは酸性の飲食物の摂取で起きる．エナメル質の表面が溶けて象牙質が露出し，力に対して弱い状態になる．つまり，歯に亀裂が入ったり，欠けたり，磨耗したりしやすい状態になる．ほとんどは無症状で経過し，自覚がない場合がほとんどで，注意が必要である．

【歯の脱灰と再石灰化】

　飲食を行うと必ず，歯の表面での脱灰と再石灰化が数分から数十分の間に繰り返されている（図3-27）．齲蝕原因菌が糖を分解してつくり出した酸によって，歯の表面のpHが低下してカルシウムなどのミネラル分が溶け出していく．これが「脱灰」である．この現象は齲蝕原因菌が存在しなくても，スポーツドリンクや炭酸飲料など酸性度の高いものが歯の表面に停滞すると，同じように起こる．そして，この脱灰状態が持続すると歯の表面の結晶構造が壊れてしまうが，通常は唾液の自浄作用によって酸が洗い流されるとともに，唾液中のミネラルが歯の表面へ戻っていく「再石灰化」が起こるために均衡が保たれていて，簡単に歯に穴があくことはない．しかし，だらだらと食事をしたり，頻回に間食を摂ったりする食習慣があると，歯の表面での脱灰の時間が長くなり，再石灰化が行われにくくなる．そして，ついには歯に穴があく．

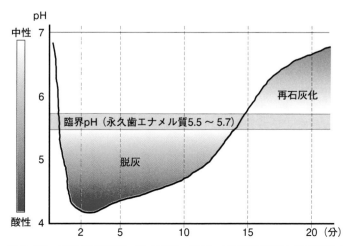

図 3-27　食後の口腔内 pH の変化（エナメル質の脱灰と再石灰化）

❷ 歯周組織の疾患「歯周病」

「歯周病」とは，歯を取り囲む歯肉や歯槽骨，つまり歯周組織に起こる病気である．歯周病の原因は大きく分けると，①細菌による炎症と　②強すぎる噛み合わせの力による破壊の二つである．一般に歯周病というと前者を原因としたものを指し，その舞台は歯と歯肉の境目にある歯周ポケットである．そこに蓄積された細菌性のバイオフィルムは，やがて歯垢や歯石といった目に見える形のものとなり，歯肉は腫れて血が出やすくなる．さらに病状が進行すると歯を支える歯槽骨は破壊され，歯肉が下がって歯の付け根が露出し，歯がグラグラ動くようになる．歯周病もかなり病状が進行するまで無症状で経過することが多く，また歯肉の内部で問題が起きるために気づきにくい．ブラッシング時の出血など軽度の症状のうちに歯科医院を受診して，定期的なチェックをしてもらうように心がけたい．

もう一つの原因である強すぎる噛み合わせの力による歯周病は，歯ごたえのある物への極端な嗜好がある場合や歯ぎしりのある場合，または歯を食いしばるスポーツをしている場合などに起こりやすい．この歯周病の特徴は，奥歯から症状が現れることである．また歯並びが悪い場合など，部分的に力がかかりやすい歯がある場合には，その歯の周囲だけに問題が集中する傾向がある．はじめは冷たい物がしみるなどの軽い症状のことも多いが，物が噛みにくくなり，歯がグラつくのを自覚するようになると，歯の周囲の骨を相当に失っていることもあり，注意が必要である（図3-28）．

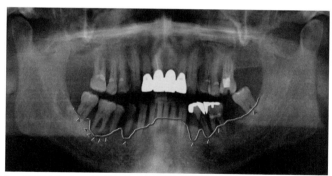

図 3-28　歯周病による骨吸収像（歯の支持が喪失してしまったアスリートの例）

4　顎口腔系と全身の関連

歯，咀嚼筋および顎関節から構成される顎口腔系は，それぞれ密接に関連しており，食物の咀嚼，嚥下や会話などを円滑に行わせるだけでなく，姿勢の維持や全身のバランスにも関与していると考えられている．顎関節雑音，顎関節や咀嚼筋の疼痛，顎運動障害を主徴とした「顎機能障害（顎関節症）」は齲蝕，歯周病に次いで，第三の歯科疾患と位置付けられており，時に全身的にもさまざまな障害をもたらすとされる．これまでに，顎口腔系と全身の運動機能の観点から，噛みしめが骨格筋に及ぼす影響や，咬合と筋力の関係，咬合と身体平衡機能の関係などが研究されている．

5 ▶ スポーツ選手が歯科領域で特に注意すべき事項

　スポーツ選手は最高のパフォーマンスを発揮するために，身体を鍛え，技を磨く．そして，我々に感動を与えてくれる．しかしながら，その陰では身体を酷使し，時にケガに至るほどの負担を強いられる場合もある．ここでは，歯科におけるコンディショニングという観点から，スポーツを行う際に，歯を含む顎口腔系をいかに守るのかについて考える．

❶ スポーツドリンクによる歯のダメージ

　これは，高糖度で酸性のスポーツドリンクを頻回多量摂取することにより歯に現れる問題であり，上顎の前方部の歯に多発する特徴がある．スポーツドリンクは，スポーツ活動

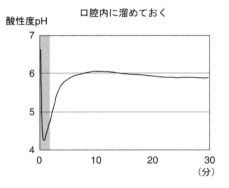

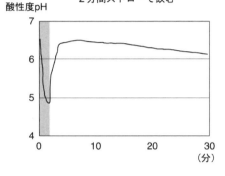

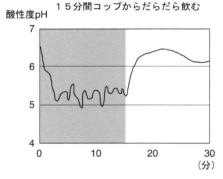

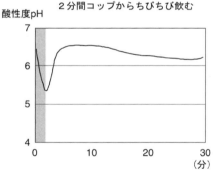

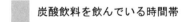
炭酸飲料を飲んでいる時間帯

飲料が口腔内に停滞している時間が短いほど，口腔内のpHは酸性に傾きにくく，歯はダメージを受けにくい．

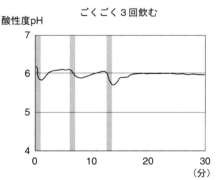

図3-29　酸性飲料の飲み方による歯の表面pH変化の違い

（ Johansson, et al: Influence of drinking method on tooth-surface pH in relation to dental erosion. Euro J Oral Sci.2004. より引用・改変）

に伴う発汗による脱水症状を改善し，熱中症を予防するためには有用であるが，液体であるために歯の周囲のバイオフィルムへの浸透性が高いうえに，スポーツ活動中は唾液分泌が抑制され，口腔の自浄作用が低下しているために注意が必要である．ただし，この問題はスポーツドリンクに限らず，炭酸飲料や果汁飲料，乳酸菌飲料，健康ドリンクなどの飲料やクエン酸，ビタミンCなど pH の低い（酸性度の高い）サプリメントなどによっても引き起こされる可能性がある．

【スポーツドリンクの飲み方の注意点】

スポーツドリンク等の飲み方によって歯の表面 pH の経時的変化に差が出ることが分かっている（図3-29）．ゴクゴクと一気に飲むと pH の低下度が最も小さく（酸性になりにくく），口の中に溜める，チビチビ飲む，ストローで飲むと pH の低下度が大きい（酸性になりやすい）．つまり，スポーツ活動中に高糖度強酸性スポーツドリンクをストローボトルなどで頻繁に補給する方法は，身体には優しいが歯には厳しいと言える．

そこで考えられる対処方法は以下の通りである．

・喉に流し込むようにゴクゴク飲む．

・スポーツドリンクを飲んだ後に必ず水で口をゆすぐ．

・人工甘味料を使用したドリンクを選択する．

また，セルフケアの強化を図り，通常の食後のブラッシングに加えて，運動前後にも口腔清掃や洗口を行わせるとよい．

❷ スポーツクレンチングと歯への過重負担：マウスガード

スポーツ活動中には，関節の固定効果を高め，力を発揮するために歯を食いしばることがある．この場合の力のかかり過ぎによって，顎口腔系に影響が現れることがある．①歯に対しては磨耗，亀裂，破折，歯冠修復物の脱離など，②歯周組織に対しては歯周ポケットの深化，歯の動揺など，③舌や頬粘膜に対しては裂傷など，④顎関節に対しては痛みや開口制限などである．しかしながら，これらの影響による自覚症状がない場合も多く，発見が遅れがちになってしまう．定期的なデンタルチェックで，問題を検出しなければならない．問題が見つかった場合は，マウスガードの使用を奨励したり，適切な咬合関係を維持管理するための治療（矯正治療を含む）を行ったりして対応する．

【カスタムメイド・マウスガード】

マウスガード（図3-30）は，練習・トレーニングを含むスポーツ活動の際に歯列（主に上顎）に装着して，顎口腔系をスポーツ外傷・障害から守るためものである．マウスガードにも色々な種類があるが，最も推奨されるのは，歯科医師などが選手の歯列模型上で製作するカスタムメイド・マウスガードである．市販品に比べて，①適合性や維持力が良好で，②装着感も良く，③発音しやすい．さらに重要なのは　④適正な嚙み合わせを付与することができる点である．

十分に配慮されたカスタムメイド・マウスガードを使用することで，安全であるとともに，自身の持つ最大限のパフォーマンスを発揮できるようになる．

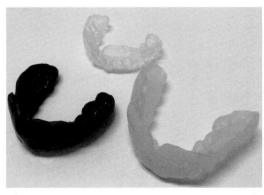 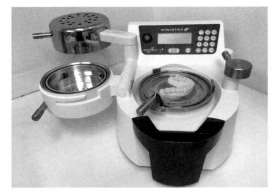

図 3-30 マウスガードと製作を行う成形器

6 スポーツを支える歯科の専門資格

スポーツ選手のサポートを目的とした歯科の専門資格がある．次のような資格を持つ歯科医師などが在籍する施設に，デンタルチェックやアスリート・サポート，またはマウスガードの製作などを相談・依頼すると良い．

❶ 日本スポーツ協会公認・スポーツデンティスト

メディカル・コンディショニング資格の一つとして，スポーツドクターやトレーナーなどと連携し，スポーツに関わる国民の健康管理，スポーツ外傷・障害の診断，予防，研究などにあたる．国民体育大会や地域でのスポーツの現場を中心として活動する．

❷ 日本スポーツ歯科医学会・認定医

専門学会が認定する歯科医師で，スポーツ歯科医学の専門的知識と経験を有し，トップアスリートからスポーツ愛好家まで全てを対象として，マウスガードの製作だけでなく，歯の健康管理やケガに対する安全対策など，幅広く歯科的サポートを行うことができる．同じく，同学会が認定する歯科衛生士で，競技者を含めたスポーツ愛好家の口腔衛生指導管理能力に優れ，かつスポーツ傷害の安全対策に精通している資格であるスポーツデンタルハイジニストや，歯科医師あるいは歯科技工士であって，マウスガードの製作技工能力に優れているとして認定を受けたマウスガードテクニカルインストラクターとともに，スポーツ選手のパフォーマンス維持向上と，スポーツ外傷・障害の防止に貢献している．

第4章

スポーツ傷害の基礎知識

頭部外傷

　アメリカンフットボールやラグビーに代表されるコンタクトスポーツやボクシングや柔道などの格闘技だけでなく，体操競技やチアリーディング，さらにはスキーやスノーボードなどのウインタースポーツに至る多くの競技で，頭部外傷発生のリスクがある．
　頭部外傷は他のスポーツ傷害と異なり，選手としての未来だけでなく，人としての未来まで奪うことのある重篤な傷害であり，生命が奪われないまでも恒久的な障害を残すことがあるため，その発生予防には最大限の注意を払わなくてはならない．本項では主な頭部外傷とその予防について概説する．

1 　頭皮の損傷・出血

　頭皮は毛髪に栄養が必要なこともあり，血流が豊富であるため，競技中に相手の頭部との接触や硬い競技器具やゴールの角などに頭部をぶつけるなどで皮膚が裂けて出血することがある．基本的に圧迫することで出血の大半は止まるため，出血部位を確認した上でタオルや三角巾などでしっかりと圧迫止血する．5 分間圧迫止血しても止まらない場合には医療機関の受診を考慮する．頭皮は感染を生じにくいが，治癒するまではきちんと傷の消毒管理をすることが望ましい．

2 　頭部打撲

　頭部を強打して一時的にでも意識障害を生じた場合には，早めに医療機関を受診するべきである．意識障害を含めて脳機能に障害を生じた場合には，少なくとも脳振盪（のうしんとう）と判断される．ラグビーやアメリカンフットボールなど脳振盪に対して厳格なルールを定めているスポーツ競技もあり，関係者はメディカルルールの正しい認識を持つ必要がある．頭部を強打したときの頭蓋骨骨折の有無は，レントゲン検査や CT 検査を受けないと判断することは困難である．現場での安易な判断は取り返しのつかない事態を招くこともあるため，少しでも不安を感じるような頭部外傷では医療機関の受診が望ましい．たんこぶ（頭皮下出血）ができている場合は大丈夫などという，根拠のない判断法を鵜呑みにしないことが重要である．鼻や耳からの出血を伴う場合にも注意が必要である．

3 　頭蓋内出血

　頭部は厚さ 5 〜 10mm 程度の頭蓋骨で守られているが，外力によって骨折を生じた場合に限らず，頭部が強くゆすられたり（並進加速度損傷），急激に回転された（回転加速度損傷：図 4-1）ときには頭蓋骨に損傷がなくても，頭蓋内に出血を生じることがある．
　頭蓋骨内の出血は，その出血部位によって，①硬膜外出血，②硬膜下出血，③くも膜下

出血，④脳内出血に大別される（図 4-2）．基本的に脳の深部で出血する（①⇒④）ほど
その予後はよくないが，頭蓋内の安全な出血などはなく，出血部位，出血速度，出血量に
よって症状は千差万別であり，迅速な医療機関における精査ならびに対応が必要である．
受傷直後には症状がなくても，頭蓋内での出血が進んで脳実質が圧迫され始めてから症状
が発現する（意識清明期）こともあるため，強い頭部外傷を受けた選手は 24 時間程度の
経過観察が望ましく，受傷後に一人にすることは避けるべきである．

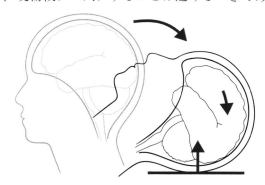

図 4-1 回転加速度損傷による出血発生機転

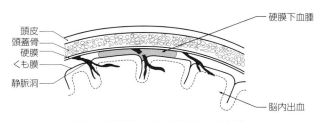

図 4-2 頭部表層の解剖と出血部位

4　脳振盪
（のうしんとう）

❶ 定　義

　ワールドラグビー (World Rugby：2014 年に IRB 国際ラグビーボードから改称) の脳
振盪ガイドラインでは，“脳振盪は脳の機能障害を生じる外傷的な脳傷害であり，頭痛，
傾眠，記憶障害，平衡機能障害など種々の症状を引き起こす．意識障害は約 10％に発生
する．意識障害は脳振盪診断の必要条件ではないが，明確な十分条件である．脳スキャン
で正常であることが，脳振盪を除外できる信頼できる検査ではない”としている．また，
脳振盪はすべての年齢で発生するリスクがあり，特に小児期や青年期にも発症すると明記
しており，さらには複数回の脳振盪の繰り返しに対する警告も行っている．

❷ 症　状

　脳振盪は一過性の意識障害や，視覚や平衡感覚の異常を伴う脳神経障害と誤った理解が
残っているが，意識障害のない健忘なども多く発生し，多様な症状を呈する脳の外傷であ

る．一般的な症状には，① 意識消失 ② 精神活動・認知機能の障害［（ア）記憶力障害（逆行性健忘，外傷後健忘）（イ）失見当識（ウ）反応時間の低下（霧の中にいるような感じ）（エ）易刺激性］③ 平衡感覚障害 ④ 種々の自覚症状［（ア）頭痛，めまい，耳鳴り，複視（イ）睡眠障害］等で，頭部外傷後にこれらの症状がひとつでも認められれば脳振盪を疑い，適切な対応を取る必要がある．

さらに，脳振盪後に残存する症状として，① 軽度の頭痛の継続 ② 易疲労性・悪心 ③ 音声や光に対する過敏性 ④ 視覚障害 ⑤ 耳鳴り・めまい ⑥ 注意力と集中力の低下 ⑦ 記銘力障害 ⑧ 易刺激性 ⑨ 不安や抑うつ状態 ⑩ 睡眠障害等があり，その症状が改善するために数ヵ月を要する場合もある．

❸ 評価

スポーツにおける脳振盪は，選手生命だけでなく生命に関わる状況へ進行する可能性があるため，国際会議や関連する国際競技連盟が，その診断および競技復帰などの対応に関しては種々の提言や規則を制定しています．スポーツにおける脳振盪後の状態を評価するための標準的なツールとして SCAT（Sports Concussion Assessment Tool）（プラハ会議 2004）が 開発され，改訂版の SCAT2（チューリヒ会議 2008）を経て，現在 SCAT 5（ベルリンコンセンサス，2017）まで改訂されている．SCAT は多くの国際スポーツ競技連盟において現場における脳振盪評価ツールとして採用されており，頭部傷害の多いスポーツに関わる関係者は標準的な評価方法として認識しておく必要がある．ただし，SCAT は基本的に現場のメディカルスタッフ用に作成されているため，現場に専門のスタッフが

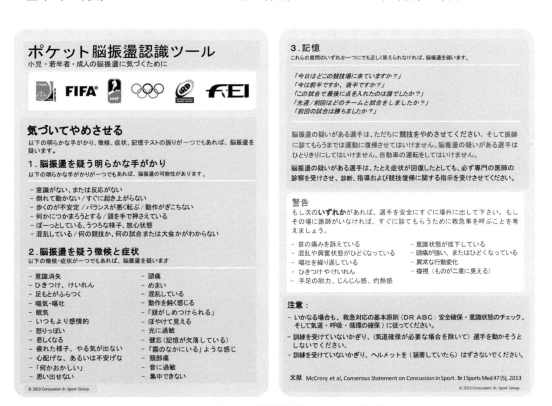

図 4-3　ポケット脳振盪認識ツール（PCRT）

いなくても審判や一般人が利用しやすいポケット脳振盪認識ツール（PCRT: Pocket Concussion Recognition Tool，図4-3）が同時に公表されている．

❹ セカンドインパクト症候群

　1973年にSchneiderらが最初に報告し，1984年にSaundersらによって初めてセカンドインパクト症候群の名称が使われた．軽度の脳振盪を受傷した後に0〜30日後（平均2週間程度）に2回目の脳振盪を受傷すると，その受傷が致死的傷害でないにもかかわらず重篤な状態に陥る可能性があるとするものである．その死亡率は30〜50％と高率で，死亡しないまでも重度の後遺障害を残す可能性が高く，その原因は明確にされていないが，近年の報告ではセカンドインパクト症候群の多くの症例で急性硬膜下血腫を生じていたことが報告されている．

　脳振盪を生じた後の試合復帰のタイムスケジュールをきちんと管理することは，セカンドインパクト症候群を防ぐためにも大変重要であり，脳振盪の発生リスクの高いラグビーやアメリカンフットボールでは，厳格なメディカルルールを制定してその順守を義務づけている．

参考文献
Schneider RC : Head and neck injuries in football. Williams & Wilkins, Baltimore, 1973.
Saunders RL : Harbaugh RE : Second impact in catastrophic contact-sports head trauma,
　　　　JAMA 252 : 538-539, 1984.

❺ 競技復帰

　前述したように脳振盪からの競技復帰に関しては，ワールドラグビー(World Rugby : 2014年にIRB国際ラグビーボードから改称)やNFL（National Football League）は厳格にそのルールを定めている．

　それによると，
① 脳振盪の疑いもしくは発生後はプレーをさせない
② ただちに脳振盪診療ができる専門家に診断および評価を仰ぐ
③ 症状がなくなるまで安静
④ 復帰のためには専門家の書面による許可が必要
⑤ 復帰は推奨される休止期間を終えてから段階的に実施する
　（特に子供や青年は慎重に行う：2週間の安静期間）
⑥ 復帰のためにプレーヤーは段階的競技復帰プログラムGRTP（Graduated Return to Play）protocol（表4-1）を必ず行うとなっており，他のスポーツにおいても脳振盪の発生頻度の多少の問題ではなく，アスリートの生命を守るためにも厳格な対処が必要である．

表 4-1　段階的競技復帰プロトコール（GRTP）

レベル	リハビリ段階	各段階の運動
1	医師により管理される場合は受傷後最低 24 時間，その他の場合は受傷後最低 14 日間経過するまでは，いかなる活動も禁止.	心身の完全な休養．無症状であること．
2	24 時間の間に軽い有酸素運動を実施.	最大予測心拍数の 70％未満のウォーキング，水泳，固定した自転車エルゴ，レジスタンス・トレーニングは禁止．24 時間，無症状であること．
3	24 時間の間にスポーツ固有の運動を実施.	ランニング・ドリル，頭部に衝撃を与える運動は禁止．24 時間，無症状であること．
4	24 時間の間にコンタクトのない練習ドリルを実施.	より複雑な練習に進む（例：パス・ドリル）．漸進的にレジスタンス・トレーニングの開始も可．24 時間，無症状であること．
5	フル・コンタクト練習実施.	医師の許可後に通常トレーニング参加．
6	24 時間経過後に競技復帰.	リハビリ完了．

5　頭頸部外傷に対する現場処置

　スポーツ現場において，転落などで頭頸部外傷を受けたアスリートを処置する場合は，
① すぐにアスリートのもとに駆けつけて状態を確認する.
② 意識レベルや呼吸を確認し，呼吸停止している場合には心肺蘇生（CPR）を開始する.
③ 意識障害や四肢の麻痺（完全脱力や筋緊張の低下）がある場合には，その場を動かさず救急要請を行い，救急隊が来るまで現場の安全を確保する.
④ どうしても動かさなくてはならない状況がある場合には，必ず医師が頭頸部をケアして，担架（硬い板のバックボード）に乗せて頭頸部を固定して搬送する（図 4-4）.
　④ に関しては厳格に運用すべきであり，アメリカンフットボールやラグビーでは試合会場に医師の常駐が義務づけられており，医師や救急隊員が不在の状況で安易に動かすべきではない．頸椎損傷を生じていて頸椎に不安定性があるままに，安易に頭頸部を動かすと二次的に脊髄損傷を起こす場合があり，取り返しのつかない障害を残すことになりかねない.

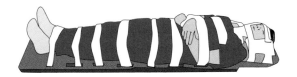

図 4-4　バックボードへの固定

四肢の外傷と障害

　一般的にスポーツにおける怪我や故障を総称して「スポーツ傷害」という．その中で打撲，捻挫，骨折などの怪我を「スポーツ外傷」，投球肘やランナー膝などの過度の練習や誤ったフォームなどから発症するいわゆる故障を「スポーツ障害」と分類する．

　身体に全く傷害（外傷や障害）を受けることなく引退まで競技を継続できるアスリートは皆無といっても過言ではない．コンディショニングは，そのような傷害を避けるために重要であり，傷害を起こした後に，その傷害からの回復（リコンディショニング）や傷害の後遺症を抱えながらスポーツ活動を継続する場合にも不可欠である．

　適切なコンディショニングの実践には生じやすい傷害や，その傷害によって二次的に発生する後遺症やトラブルについて理解しておかなければならない．本項では四肢に発生しやすいスポーツ傷害を列挙し，その発生機序や治療法，さらにその予後や注意点を簡潔に解説する．

1　肩関節脱臼

　肩関節は可動域の大きい関節であり，靱帯による制動が弱いため，脱臼の頻度が高い関節である．特に，前方の関節包および靱帯が損傷されて骨頭が前下方に脱臼する前方脱臼が多い．激しい受傷機転や粗暴な整復操作のために臼蓋や骨頭が損傷されて不安定性が残り，反復性脱臼に移行する可能性があるため治療には注意が必要である．

❶ 発生機転

　肩関節脱臼は，直接外力が肩関節（上腕骨頭）に加わって脱臼する場合と，上腕が無理な肢位を強制されることによって間接的に脱臼する場合がある．

　主な脱臼機転は，①タックルなどで肩から地面に落ちた際に，上腕骨頭が前方に押されて発生する，②肩関節外転・外旋位で手をついて転倒し，上腕からの軸圧が肩関節に作用して発生する，③タックルなどのコンタクトで，肩関節に過度の外転，外旋，水平伸展が強制されて発生する，の三つに大別される．

❷ 症　状

　受傷直後から上肢は下垂位で動かせなくなるため，脱臼は容易に予想されるが，骨折などの合併症の可能性は否定できず，特に初回脱臼では注意が必要である．何度も脱臼を繰り返す反復性脱臼になっているアスリートは，比較的冷静に自分で脱臼を自覚することが多い．典型的な症状として，①肩峰が突出し三角筋の膨隆がない，②肩関節は軽度屈曲位でばね様固定される，を認める．

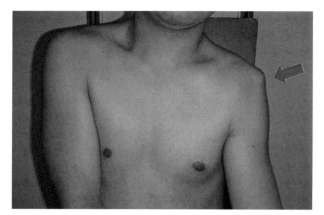
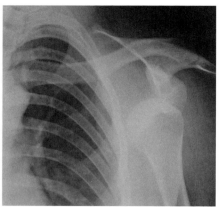

図4-5　肩鎖関節脱臼の外観

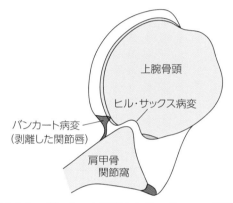

図4-6　バンカート損傷とヒル・サックス損傷

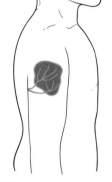

図4-7　腋窩神経の固有感覚支配領域（赤色部）

❸　合併症

　脱臼とともに発生することがある傷害には，①骨折の合併［上腕骨大結節骨折，上腕骨外科頸骨折，肩甲骨関節窩縁骨折（骨性バンカート損傷）（図4-6），上腕骨骨頭後外側の陥没骨折（ヒル・サックス損傷）（図4-6）］，②バンカート損傷（関節窩前下縁の関節唇損傷）（図4-6），③腱板損傷，④腋窩神経損傷　がある．

　腋窩神経損傷は，注意して確認しないと脱臼発生時に見逃されやすく，固定などの治療を終えた後に肩関節外転ができず，三角筋が痩せていることに気づくことになる．上腕近位部外側の腋窩神経の固有感覚支配領域を触って，感覚鈍麻がないか受傷時に確認しておくことが重要である（図4-7）．

❹　整復法

　脱臼時には痛みのために肩関節周囲の筋群が緊張し，上腕骨頭は臼蓋下縁のスペースに引きつけられている．これを無理やり整復しようとすると，整復操作で再び臼蓋下縁や上腕骨頭を傷つける．その場で整復しようとせずに，三角巾固定をしてすぐに医療機関へ搬送して，骨傷の有無をレントゲンで確認してから，できるだけ非侵襲的に整復することを勧める．

代表的な整復法は以下のものがある.

① **ゼロ・ポジション法（挙上法）**

上腕骨長軸と肩甲棘の方向が一致した状態で肩関節をゆっくり挙上させて整復する. 痛がって力が入っている場合や肩関節周囲の筋群の発達しているアスリートなどでは整復が困難な場合もあるため, 慣れた医師が実施すべきであり, 無理をしないことが重要である.

② **スティムソン法（吊り下げ法）**（図 4-8）

5 kg 程度の重錘を手関節にかけ（血行障害に注意）, 10 ～ 15 分ほどして痛みが鎮静して肩関節周囲の筋群が緩んでくると, 症例によっては自然に整復される. 自然整復しない場合は, 前腕部を持って肩関節を軽く内・外旋させると, 多くは軽いクリック感とともに整復される. 整復操作によって肩関節を再損傷する可能性が少ないので最も推奨される.

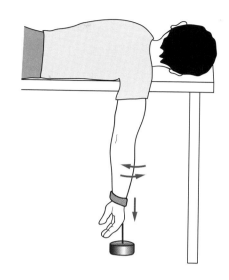

図 4-8　スティムソン法

❺ 固　定

整復されたら治ったと誤解するアスリートがいるが, 上腕骨頭と臼蓋の関係が生理的な位置に復帰しただけであり, 脱臼したときに損傷された関節包や靱帯は治癒していないことを認識しておく必要がある. そのため, 整復後には一定期間（3 週間程度）の固定が必要になる. 固定には, 三角巾や装具を用いる. 一般に前腕回内外中間位・肘関節屈曲 90°・肩関節内旋位で固定するが, 肩関節軽度外旋位での固定を推奨する医師もいる.

❻ 予　後

若いほど反復性脱臼に移行しやすい. 関節唇の損傷（バンカート損傷）が原因となっている場合には, 早期に関節鏡視下に剥離関節唇の縫合術を考慮する.

2　鎖骨骨折

❶ 発生機転と特徴

直接的な外力による肩関節脱臼の受傷機転と, 鎖骨骨折および肩鎖関節脱臼の受傷機転はほぼ同じである. 横向きに肩を下にして転倒した際に, 上腕骨頭外側が体幹側に押されると上腕骨頭が前方に移動する（肩関節前方脱臼）, 鎖骨が耐え切れずに折れる（鎖骨骨折）, 肩鎖関節が外れる（肩鎖関節脱臼）などの状況が発生する.

　鎖骨骨折の特徴として，①成人では完全骨折に，小児では不完全骨折になることが多い，②骨折部は鎖骨中央1/3部が多い（図4-9），③保存療法（外固定）で治癒することが多いが，正確な固定の維持が困難で変形癒合しやすい，④骨折の癒合が遅れること（遷延癒合や偽関節）もあり，のちに手術が必要になることがある，などが挙げられる．

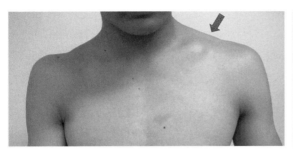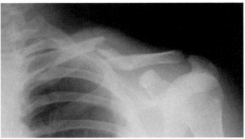

図4-9　鎖骨中央1/3部骨折の外観

❷ 整復および固定法

　単純な鎖骨骨折では，胸を張る姿勢をとらせると比較的容易に骨折端同士が近づく（図4-10）．鎖骨バンドを装着してその状態を維持するように固定する（図4-11）．成人では，通常4〜6週間の固定が必要である．

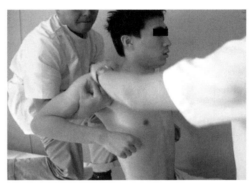

図4-10　鎖骨骨折の整復

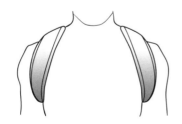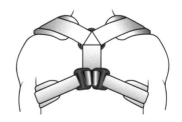

図4-11　鎖骨バンド固定

3　肩鎖関節脱臼

❶ 発生機転と特徴

　鎖骨骨折と同様に，肩から転倒して受傷する．脱臼の程度に応じて三つのステージに分

けられる（図 4-12）．鎖骨遠位部と肩甲骨（烏口突起と肩峰）をつなぐ靭帯が断裂することによって，鎖骨が浮き上がる脱臼形態をとる（図 4-10：第 3 度）．完全脱臼では，肩関節で鎖骨が上方に浮いた状態（階段状変形）になって，明らかな左右差が生じるので見た目で判断が可能である（図 4-13）．また，上肢を挙上すると激痛が走るため，30° 程度までしか外転ができない．完全脱臼でない場合（図 4-12：第 1・2 度）でも痛みを生じるために上肢の挙上は困難であり，肩鎖関節部に圧痛を認めるので診断は比較的容易である．

	第 1 度	第 2 度（亜脱臼）	第 3 度（脱臼）
	grade I	grade II	grade III
関節包の断裂	±	+	+
肩鎖靭帯の断裂	±	+	+
烏口鎖骨靭帯の断裂	−	±	+
転位（X 線所見）	−	鎖骨遠位端部が肩峰に対して関節面の 1/2 上方へ	鎖骨遠位端部が肩峰より完全に上方へ

（＋：断裂あり，−：断裂なし，±：部分断裂または断裂なし）
（Tossy JD, et al: Acromioclavicular separations: useful and practical classification for treatment.
Clin Orthop Relat Res 28: 114, Fig. 5; 115, Fig.7, 1963. より）

図 4-12　肩鎖関節脱臼の分類（Tossy の分類）

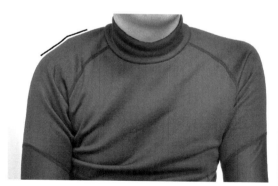 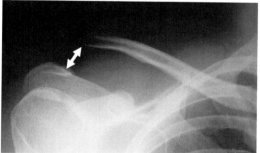

図 4-13　肩鎖関節脱臼の階段状変形

❷ 治療法および予後

　脱臼の整復は鎖骨を押し下げるだけなので容易だが．整復位を保持する固定が困難である．一般的に装具によって整復位を保持して固定する．軽症（第 1・2 度）の場合は 2 〜 3 週間程度の固定で，痛みの状況を見ながら競技復帰に向かうが，第 3 度の場合には 4 〜 6 週間程度要する．ほとんどの場合，時間経過とともに痛みは軽減するが，亜脱臼位が残

存することも多い．そのため第3度で長期の痛み（症状）が残る場合には手術療法を考慮する．

4　腱板傷害：腱板炎・腱板断裂

❶ 概　論

　肩関節の腱板は，棘上筋・棘下筋・小円筋・肩甲下筋の腱様部で，上腕骨頭を包みこむように大結節付近に付着して骨頭を臼蓋に引きつけて安定化させる．主たる肩関節拳上筋である三角筋と共同してスムーズな肩関節外転動作に働くこれらの筋群は，肩関節のインナーマッスルとして，肩関節障害の多い競技種目では特にその重要性が指摘されている．そのため，腱板を損傷すると，肩関節の拳上動作に痛みや脱力などの困難を伴うようになり，アスリートにとって選手生命を左右しかねない障害となることがある．

❷ 発生機序

　腱板損傷は，肩からの転倒で腱板にかかる強い牽引力によって一度の外傷で断裂する場合と，野球や水泳など，オーバーヘッドの肩関節外転拳上動作を繰り返すことで腱板にインピンジメントが反復し，腱板の炎症や変性が進み，最終的に断裂に至る場合がある．

❸ 症　状

　腱板断裂の多くは棘上筋腱および棘下筋腱に生じる．典型的な自覚症状は，肩関節外転時の痛みもしくは外転拳上困難であり，夜間痛や安静時痛を伴う場合もある．他覚所見としては，棘上筋の大結節付着部の圧痛や同部の陥凹や肩関節運動時の軋轢音を触知する．

❹ 検査方法

１．有痛弧徴候（painful arc sign）の確認
　肩関節外転60～120°の間で疼痛が発現，それ以外ではないか軽微である．
２．インピンジメント徴候（Neer impingement sign）の確認（図4-14）
　肩関節内旋位で他動的に屈曲（前方挙上）させる．腱板が上腕骨大結節と肩峰前下面との間で挟み込まれ（インピンジされ），軋音とともに疼痛が誘発される．検査の際，身体が健側に傾かないように患側の肩甲骨を上方からおさえて，確実にインピンジが起こるよ

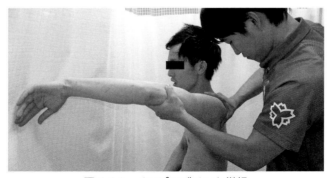

図4-14　インピンジメント徴候

うにすることが重要である.

3．ドロップアームサイン（drop arm sign）の確認

他動的に肩関節を 90°を超える程度まで外転させ，ゆっくり手を放して外転の維持を指示する．その際，疼痛を自覚して外転維持が困難であれば陽性である.

4．画像診断

超音波検査や MRI 検査によって損傷腱板を描出する.

❺ 治　療

腱板炎の場合には，早期発見と肩関節の安静と，消炎鎮痛薬の外用などによって炎症の鎮静を図る．炎症が著しい場合には，副腎皮質ステロイドの注射などを利用する場合もあるが，腱板の脆弱性を助長する可能性があるので最小限に留めるべきである.

この時点では，再発や変性進行の防止のために腱板にかかる負荷を下げることを検討するのが重要であり，練習量や練習方法の検討，フォームの改造，インナーマッスルトレーニングなどを並行して実施することが望まれる.

腱板断裂に至った場合，若年者やスポーツ外傷で早期復帰を希望する者には，手術療法を考慮する．中高年で変性が基盤の場合は，保存療法を第一選択として経過を見るが，難治の場合には手術療法を考慮する．保存療法としては，温熱療法，肩関節の可動域訓練やストレッチング，筋力増強訓練などを行う.

5 ▶ 投球肩障害

投球動作を繰り返すことで生じる肩関節の障害を，総称して投球肩障害という．ひとつの種類の障害ではなく，投球の種々のフェーズ（図 4-15）で生じる．主なものに腱板断裂，関節内インピンジメント，SLAP 損傷，ベネット（Bennett）損傷などがある.

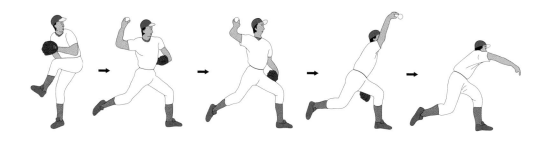

ワインドアップ期　　コッキング期　　　　　　　　加速期　　　　減速期　フォロースルー期

図 4-15　投球動作のフェーズ

❶ 関節内インピンジメント

コッキング期に肩関節が水平伸展，外旋，外転を強制されて骨頭が前方へ移動するため，前方の関節包が弛緩して生じる場合と，投球動作の繰り返しにより後方の関節包が拘縮して生じる場合がある.

❷ SLAP（superior labrum anterior and posterior lesion）損傷

　投球動作による繰り返しの負荷（後期コッキング期の外転，外旋の強制）や重量物を持ち上げた際などに，肩関節関節窩の上方の関節唇（上腕二頭筋長頭腱付着部）が剥離して発生する（図4-16）．典型的な症状は，ボールを投げ終わった後の減速期からフォロースルー期にかけての痛みである．

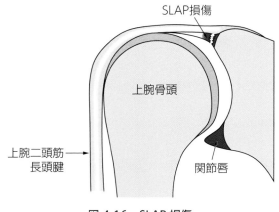

図4-16　SLAP損傷

（1）検査法
1．アプリヘンジョン（不安定感）テスト（図4-17）

　肩関節を他動的に90°外転し，ゆっくり外転させていきながら，上腕骨頭部に後方から母指で圧迫を加えていく．脱臼の不安感を示せば陽性である．基本的には反復性肩関節脱臼の診断方法であるが，SLAP損傷でも陽性になることがある．

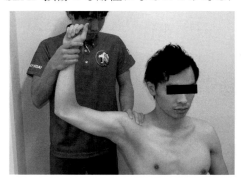

図4-17　アプリヘンジョンテスト

2．オブライエンテスト（O'Brien test）

　肩関節90°屈曲（前方挙上）した状態で内旋させ，さらなる挙上を指示してそれに抵抗を加えて疼痛を誘発する．疼痛が誘発されれば陽性である．

3．MRI検査

　関節窩上部において上腕二頭筋腱長頭による関節唇の剥離を描出する．

（2）治療法

　剥離した部位の自然治癒は望めないが，投球制限や理学療法（可動域訓練・肩関節周囲

筋のストレッチなど）や，ステロイド注射などの保存療法で症状の軽減を図る．保存療法で治癒しない場合には，手術療法を選択する．手術では関節鏡視下に剥離部を臼蓋に縫着する．復帰までに6ヵ月程度を要する．復帰までのトレーニングには肩関節だけでなく，投球に関係する全身の柔軟性の改善やコンディショニングが必要になる．

❸ ベネット（Bennett）損傷

（1）病態と発生機序

投球動作のフォロースルー期に腕にかかる遠心力（腕が投球方向に抜けていこうとする力）は，肩関節包や上腕二頭筋，上腕三頭筋などによって制動されている．そのため，関節包やこれらの筋群が付着している部位に繰り返し牽引力がかかり，上腕三頭筋長頭付着部および肩甲骨関節窩縁後下方の関節包付着部に骨棘が形成される．これらの骨棘により肩関節外転時にクアドリラテラルスペースが狭小化し，腋窩神経を絞扼することがある．

（2）分　類

①Ⅰ型（筋腱型）

上腕三頭筋長頭の伸張性収縮（投球動作の減速期，フォロースルー期）の牽引力により，起始部に骨棘が形成される．

②Ⅱ型（関節包型）

後方関節包の牽引力（投球動作のフォロースルー期）により，関節窩縁の後下方に骨棘が形成される．Ⅱ型ではコッキング期に上腕骨が関節窩後方にインピンジして痛みを生じる場合がある．

（3）症　状

基本的にⅠ・Ⅱ型ともにフォロースルー期の肩関節後方の痛みは共通している．Ⅰ型は上腕三頭筋腱の疼痛が明確な場合もある．コッキング期の肩関節後方にインピンジによる痛みを生じる場合がある．

（4）検査法

症状から本疾患を疑う．X線検査画像で骨棘が明確に認められる場合には診断が安易であるが，超音波画像検査やMR検査が有用である．

（5）治療法

① 疼痛のある時期は投球を禁止し，必要に応じて三角巾固定で患部の安静を図る．
② 疼痛が軽減すれば，肩周囲筋のストレッチングや筋力強化訓練を行う．
③ 運動（投球）後はアイシングを励行する．

6 投球肘障害

野球選手などが投球動作を繰り返すことによって生じる肘のオーバーユース障害を総称して投球肘障害という．一つの病態ではなく，障害の部位によって，内側型・外側型・後方型の3型に大別される．

❶ 発症機序と病態

投球動作は一般的に5つのフェーズに分類される（図4-15）．加速期では肘関節内側

（尺側）には牽引力が，反対の肘関節外側（橈側）には圧迫力が加わる（図 4-18 a）．また，フォロースルー期では肘関節伸展時，肘頭が上腕骨肘頭窩に衝突する（図 4-18 b）．

（1）内側型

投球動作の繰り返しによって，上腕骨内側上顆の尺側側副靭帯や前腕屈筋群の付着部に炎症が生じる．症状が進行すると付着部の骨軟骨の剥離や，側副靭帯の断裂に至ることもある．

（2）外側型

肘関節外側では，加速期に内側とは反対の上腕骨小頭と橈骨頭の間には圧迫力と橈骨頭の回旋が加わるため，投球の繰り返しによって，上腕骨小頭部の軟骨下骨に血流障害が生じて，同部位に無腐性壊死を発症することがある（離断性骨軟骨炎 osteochondritis dissecance：OCD）．

（3）後方型

肘頭の上腕骨肘頭窩への衝突の繰り返しによって，同部位に骨軟骨が増生し，ボールリリース後の投球痛とともに，肘関節の伸展制限や剥がれた軟骨が関節ねずみの原因になる．

> 注意：骨端核（成長軟骨）のある成長期と成人期では病態が異なる．成長期には，内側上顆に骨端核があり，これが牽引力で剥離して成長障害や過成長を生じることがある．また，外側障害の上腕骨小頭の OCD は 10 〜 15 歳頃に好発する．成人では内側側副靭帯の断裂や機能不全を生じる．

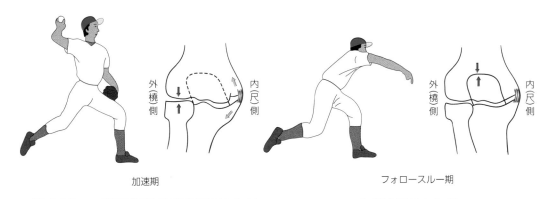

図 4-18　a 投球時の肘内外側のストレス　　　b 後方のストレス

❷ 検査法

（1）内側型

痛みの症状と内側上顆の圧痛により診断は比較的容易である．肘関節伸展位〜軽度屈曲位で外反ストレスをかけて肘内側の痛みの誘発や側副靭帯の緩みなどを確認する．肘関節 45° 屈曲位の X 線検査で骨端核の剥離や骨折の有無を評価する．

（2）外側型

壊死した骨軟骨が上腕骨小頭から剥がれるまで多くは無症状で，自覚症状が発現してからでは剥がれた骨軟骨は自然治癒しないために予後が悪い．最近では超音波診断装置を用いた野球肘検診が盛んに行われ，早期に発見される症例が増えてきており，約 3 ％程度の発生頻度とされる．X 線検査・CT 検査・MR 検査でも描出される（図 4-19）．

（3）後方型

フォロースルー期での肘後方の痛みという特徴と，肘頭および肘頭窩の圧痛で比較的診断は容易である．肘関節伸展制限と伸展ストレスによる痛みの誘発を確認する．進行例では，X 線検査や CT 検査で肘頭窩に骨棘や関節ねずみを確認できる．

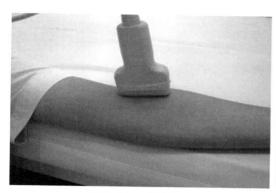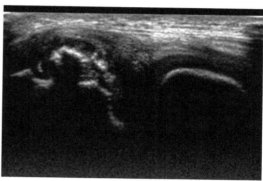

図 4-19　上腕骨小頭における離断性骨軟骨炎 (OCD) の超音波所見

❸ 治　療

基本的には痛みが消失するまで投球を中止する．内側型は，骨の傷害がなければ 2 〜 3 週間程度だが，骨傷があれば 4 〜 6 週間程度を要する．外側型の OCD は，骨軟骨が剥離した終末期でない限り痛みの自覚がないことが多く，骨軟骨の修復状況を X 線や CT で確認しながら投球を制限することになり，完治には 1 年くらいかかる．骨軟骨の剥離や関節ねずみがあれば，原則的に手術治療をすることになる．

❹ 予　防

投球肘障害は投げ過ぎによる肘のオーバーユースによって生じるため，予防には投球制限が最も重要である．日本臨床スポーツ医学会では，小学生 50 球 / 日 & 200 球 / 週，中学生 70 球 / 日 & 350 球 / 週，高校生 100 球 / 日 & 500 球 / 週の投球制限を提言して

表 4-2　MLB 機構が推奨する青少年期の投球制限と休息期間（PITCH SMART）

年　齢	1日の最大投球数	必要とされる非投球日数				
		0 Days	1 Days	2 Days	3 Days	4 Days
7-8	50	1-20	21-35	36-50	N/A	N/A
9-10	75	1-20	21-35	36-50	51-65	66+
11-12	85	1-20	21-35	36-50	51-65	66+
13-14	95	1-20	21-35	36-50	51-65	66+
15-16	95	1-30	31-45	46-60	61-75	76+
17-18	105	1-30	31-45	46-60	61-75	76+
19-22	120	1-30	31-45	46-60	61-75	76+

おり，日本全日本軟式野球連盟や日本中学硬式野球協議会などは自主的に投球制限の規則を設けている．また，アメリカ大リーグ協会（MLB）も，PITCH SMART としたピッチングガイドラインを公表し，青少年の年齢層に応じて推奨する投球数と休息日数を提言している（表 4-2）．投球前後の十分なウォーミングアップとクーリングダウンも大切である．また，痛みを我慢せずに早期に医療機関を受診する重要性と積極的な検診の受診に関して指導者および選手の両者が共通の認識を持つ必要である．

7　三角線維軟骨複合体（TFCC）損傷

　三角線維軟骨複合体（TFCC）（図 4-20）は，関節円板，掌・背側橈尺靭帯，メニスクス類似体，尺側側副靭帯，尺側手根伸筋腱鞘から構成される．これらは分離不能な一連の軟部組織であるため，複合体として捉えられている．

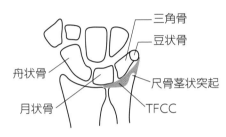

図 4-20　三角線維軟骨複合体（TFCC）

❶ 発生機序

　スポーツ外傷では，多くは転倒した際に手関節背屈位で手をついて手根骨（特に月状骨と三角骨）と尺骨頭との間で TFCC を強く挟み込んで受傷する．TFCC は，加齢や関節リウマチなどの炎症性疾患に合併して変性断裂を生じることも多く，関節円盤に穿孔があっても無症状の場合も多い．

❷ 症　状

　手関節の背屈動作や前腕の回外動作など，TFCC にストレスがかかる動作で手関節尺側に痛みを自覚する．強く握る動作だけで痛みを生じる場合もあり，握力も低下する．特にラケットや竹刀など道具を振るスポーツ種目や，ボールを投げるなどの動作によって痛みを生じ，パフォーマンスを低下させる．

❸ 検査法

　尺骨頭を橈骨側に圧迫する，尺骨頭を把持して掌側背側に動かす，手関節を尺屈する・回外するなど，尺骨頭にストレスをかけることによって痛みを誘発する（図 4-21）．
　X線検査では TFCC 単独損傷は描出されないが，月状骨三角骨離解の合併や尺骨頭背側脱臼などの有無，尺骨が橈骨より長い（ulnar plus variance）などの所見が確認される．近年は MRI 検査の描出能が向上し，TFCC 損傷部位を明瞭に描出できるようになってきている．

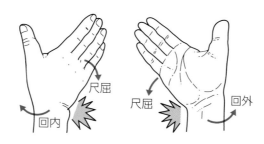

図 4-21　尺骨頭ストレステスト

④ 治療法

　一般的に 3 ヵ月程度の固定による保存療法を行う．保存療法で症状が改善しない場合には，手術療法を考慮する．

　関節鏡視下手術によって低い侵襲で処置が可能になっており，鏡視下切除術や縫合術を実施する．また，ulnar plus variance では，尺骨短縮骨切り術を選択する場合もある．

8　舟状骨骨折

　舟状骨骨折（図 4-22）も TFCC 損傷と同様に，手をついて転倒した際に発生する．骨癒合（治癒）に時間がかかる骨折，見逃されやすい骨折として有名で，偽関節（癒合しないまま治癒）となって二次的に骨接合手術が必要になったり，変形性手関節症の原因となるため注意が必要である．

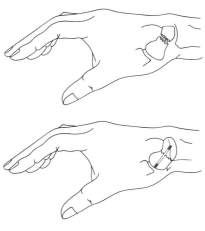

図 4-22　舟状骨骨折

① 発生機序

　多くの舟状骨骨折は，転倒した際に手関節を背屈して手をついて発生する．また，サッカーのゴールキーパーが強いシュートをパンチングした際などのパンチ動作で第 2 中手骨からの外力によって生じることも報告されている．

② 症　状

　受傷直後には，手関節橈側の腫れと痛み，運動制限および運動痛（特に背屈，橈屈）を生じる．皮下に舟状骨がある部位（解剖学的嗅ぎたばこ窩：図4-23）に圧痛を認める．遷延化して偽関節になると，慢性的な手関節の運動痛や運動制限，握力の低下が見られる．

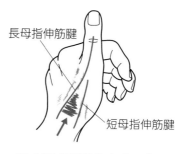

長母指伸筋腱

短母指伸筋腱

図 4-23 解剖学的嗅ぎたばこ窩
(anatomical snuff box)

❸ 検査法

受傷機転の聴取や症状から舟状骨骨折を疑って，X線で舟状骨撮影をして確定診断する．通常のX線撮影では骨折部を見逃す可能性が高い骨折であり，2～3週間しても症状が改善されない場合には，再検査を行う慎重さが求められる．CTやMRI検査でも骨折を確認することができる．

❹ 治療法

骨折部の離開がなく安定していれば保存療法で治癒するが，解剖学的特徴（軟骨に囲まれ血液供給が悪く，遠位側から血液供給を受ける等）から血液循環の悪い骨であるため，骨折部位によっては骨癒合に12週間以上かかる場合や骨壊死を生じる場合がある．そのため，早い治癒と確率の高い治癒を望むアスリートには，積極的に手術療法が勧められる．

9　マレットフィンガー（槌指）

突き指は多くのアスリートが経験するリスクの高い指の外傷であり，一般的であるがために自己判断によるいい加減な治療をして後遺障害を残しやすい外傷でもある．正しい知識を持って対処することが求められる．

❶ 病　態

マレットフィンガーは，球技スポーツなどによる突き指で生じる指DIP関節（指の末端の関節）の屈曲変形である（図4-24，25）．指先を伸展させる伸筋腱が末節骨の付着部で断裂するか，末節骨の一部とともに剥がれて末節部（DIP関節）を自力で伸展させることができない．

❷ 損傷タイプによる分類

① 腱断裂を伴う損傷：腱性マレット（Ⅰ型）
② 骨折を伴う損傷：骨性マレット（Ⅱ，Ⅲ型）

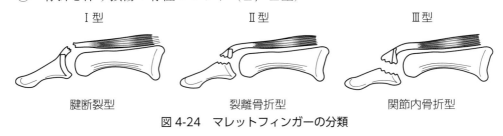

Ⅰ型	Ⅱ型	Ⅲ型
腱断裂型	裂離骨折型	関節内骨折型

図4-24　マレットフィンガーの分類

❸ 症　状

受傷時に，DIP関節の腫脹と疼痛とともに，指の末節部（DIP関節）を自動伸展できないことを自覚する．コンタクトスポーツなどでは，試合後に気づく場合もある．

❹ 検査法

剥離骨折の有無や末節骨の掌側脱臼が治療法の選択に影響する場合があるため，X線検査による確認が必要である．

❺ 治療法

Ⅰ型およびⅡ型では，基本的に保存療法を行う．DIP関節を過伸展位とし，装具を用いて6〜12週間固定する（図4-26）．治癒には装具の継続した装着が極めて大切で，断裂部が治癒する前に装具の装着をやめる

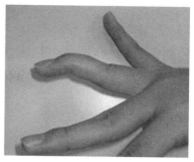

図4-25　マレットフィンガー（環指）
指を伸ばすように指示してもDIP関節の伸展ができない．

とDIP関節の完全伸展ができなくなったまま治癒する．Ⅲ型では手術療法が必要になる．掌側に脱臼した末節骨を元の位置に戻すことが重要で，簡便な手術方法として，ピン2本を使って整復と固定を行う石黒法がある（図4-27）．

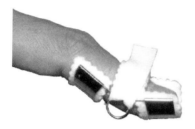

掌側スプリント

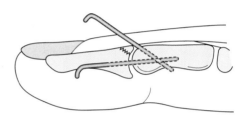

図4-27　手術療法（石黒法）

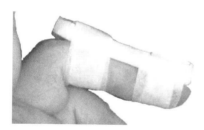

背側（アルミ）スプリント
図4-26　マレットフィンガーの装具

10　肉ばなれ（大腿四頭筋・ハムストリング・腓腹筋など）

肉ばなれは，筋の急激な収縮時に強い張力がかかって筋線維や筋膜の部分的な剥離や断裂を生じるもので，疼痛とともに発生し，傷害筋を収縮させる動作が疼痛のために困難になる．肉ばなれは強い張力がかかる下肢の筋に発症しやすく，さらに長い屈伸のストロークを持つ筋である二関節筋（起始と停止の間に二つの関節がある筋）に好発する．下肢では，大腿四頭筋（中でも大腿直筋），ハムストリング（大腿二頭筋など），下腿三頭筋（腓腹筋）などに好発する．

❶ 症　状

　断裂部の圧痛と断裂筋に緊張をかけたときの痛みを訴える．断裂の程度によって痛みの訴えも異なるが，重症例では歩行困難となり，断裂部周囲の腫脹と皮下出血が徐々に生じてくる．

❷ 受傷機転と検査法

　肉ばなれは，受傷機転と症状である程度予想することができる．大腿部では，急な膝の伸展動作や野球のベースランニングなどのように走方向を鋭い角度で変えようとしたときなどに発生しやすい．また，下腿（腓腹筋）は，テニスなどでサイドステップからのターン，ダッシュ動作など腓腹筋に急激な遠心性収縮が作用した場合や，さらには膝関節伸展と足関節背屈が同時に起こり腓腹筋に遠心性収縮が生じた場合に発生する．いずれにせよ筋の断裂部に圧痛を認め，重症時には陥凹を触知する．他動的に受傷筋を伸長させると痛みが誘発される．

　スポーツ現場への超音波診断器の積極的な導入が進み，現場で損傷部位を超音波画像で直接描出して確認できるようになってきている．また，超音波診断器の血流を描出するドップラー機能を利用して傷害部位の炎症を捉えて治癒過程の評価にも利用される．

（1）大腿部（大腿四頭筋・ハムストリング）

　大腿直筋の肉ばなれでは，腹臥位で膝伸展位から屈曲させていき大腿四頭筋を伸長させると，痛みのために尻上がりを生じる．

（2）下腿（腓腹筋）

　受傷部位に圧痛を認め，腓腹筋の収縮やストレッチで疼痛が誘発されるが，歩行が可能な軽症例から松葉杖などで完全免荷しなければならないほど断裂の大きな重症例まである．重症例ではアキレス腱断裂との鑑別が必要である．

❸ 治療法

（1）急性期

　スポーツ活動を中止させて，RICE処置（☞ p.162）を実施する．現場からの移動には松葉杖などで患肢を免荷させて，医療機関を受診させる．消炎鎮痛薬の外用，弾性包帯やサポーターによる圧迫固定，傷害の程度に応じた免荷（2〜3週間程度）を実施する．

（2）急性期以降

　痛みを確認しながら徐々にリハビリテーションを開始する．最初は温熱療法などを併用しながら関節可動域訓練を実施する．関節が全可動域を痛みなく動かせるようになったら，痛みを確認しながらストレッチングや等尺性運動を軽い負荷から段階的に実施し，徐々に強度を上げていく．

　遠心性収縮を伴う運動は，関節可動域および求心性運動による筋力が回復してから実施する．最終的に競技特性に合わせたアジリティートレーニングを実施して，競技復帰を判断する．

④ 復帰後の再発予防

　受傷部位は柔軟性が低下するため，肉ばなれが再発しやすい状況にある．運動前後のウォーミングアップとクーリングダウンを入念に実施するように指導し，トレーニングでは傷害筋の筋持久力を向上させるようなトレーニングを追加メニューで実施する．

11　前十字靱帯（ACL）損傷

　膝の前十字靱帯損傷は，アスリートにとって致命的な傷害のひとつで，放置すると運動能力が確実に低下するため，専門医による手術加療と術後の適切なアスレチックリハビリテーションが重要である．

① 受傷機転と病態

　膝前十字靱帯は膝関節内に存在する靱帯で，後十字靱帯とともに膝関節（大腿骨と脛骨）の前後方向の安定性を保っている（図 4-28）．前十字靱帯の損傷は，スポーツ活動中に靱帯に破断強度以上の牽引力が加わって生じるが，受傷機転からは，柔道などのコンタクトスポーツなどで他の選手と接触して生じる接触型と，体操やバスケットボールなど切り返しや着地時に生じる非接触型に分けられる．

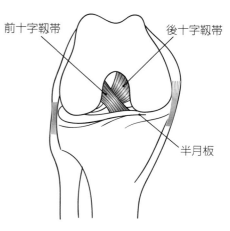

図 4-28　膝の解剖（屈曲位前方から）

（1）接触型損傷

　膝関節が屈曲外反し，下腿の回旋が強制された状況において，相手の体重が下肢にかかったり，相手を持ち上げようとしたりしたときに生じる．

（2）非接触型損傷（図 4-29）

　膝屈曲位（約 90°屈曲位）でのストップ，方向転換，ジャンプ動作などで膝屈曲，外反，下腿の回旋が強制されて生じる．"knee in toe out"（膝が内側を，足先が外側を向く状態）の肢位で受傷することが多いとされる．

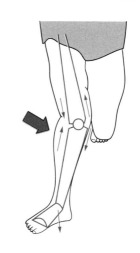

図 4-29　非接触型損傷の受傷機転

② 症　状

　スポーツ活動中に受傷した場合，直後から疼痛が著明でスポーツ活動の継続は不能になる．受傷時に断裂音を自覚する場合が多く，関節内血腫によって徐々に膝関節の腫脹が著明となり，可動域制限を生じる．

❸ 評価法

　前方引き出しテストやラックマンテスト（図 4-30）によって，脛骨を前方に引き出して，その不安定性とエンドポイント（靭帯がピンと緊張して引き出せなくなるポイント）の消失を確認する．膝が腫れて痛みが強く屈曲が困難な受傷直後などでは，ラックマンテストが有用である．

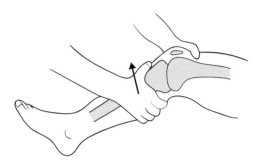

図 4-30　ラックマンテスト

❹ 検査法：MRI

　MR 検査装置が普及しているわが国では，ACL 損傷の診断には不可欠な画像診断法である．半月板損傷や骨軟骨損傷の合併の評価にも有用である．

❺ 治療法

（1）発症時には RICE 処置（p.162）が原則である．痛みのために歩行困難になることが多いため，移動には松葉杖などの免荷手段が必要になる．炎症の鎮静を待って手術治療を実施する．

（2）断裂 ACL が保存的治療で修復することはなく，縫合も不可能なため，治療の原則は関節鏡視下の再建手術である．再建靭帯には半腱様筋や膝蓋腱を用い，種目にもよるが競技復帰までに最短でも 6 ヵ月程度を要する．

（3）再発予防には，断裂肢位とされる "knee in toe out" とならないように基本動作を癖づけるなどのアスレチックリハビリテーションを実施し，スポーツ活動時にはテーピングやブレース装着を推奨する．

12　半月板損傷

半月板（図 4-31）は，膝関節において大腿骨顆部から脛骨高原への荷重を分散する重要な構造物である．半月板損傷は，スポーツ活動性の高い 10 歳代後半〜 20 歳代に好発し，単独損傷と靱帯損傷に合併（前十字靱帯損傷が多い）して生じる場合がある．

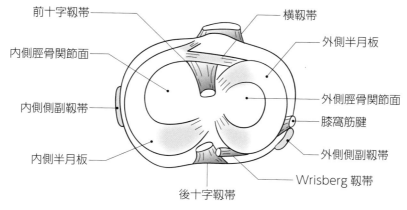

図 4-31　半月板の解剖

❶ 受傷機転と損傷形態

スポーツ動作において，膝関節が内反位あるいは外反位で回旋力が強制されて生じる．バスケットボールなどの足を固定して体をひねる動作の多いスポーツや，野球やゴルフのように状態を回旋させるスイングを繰り返す競技に多く発生する．また，前十字靱帯損傷（☞ p.147）に合併して発症することもある．断裂には，図 4-32 に示すようにさまざまな損傷形態が存在する．

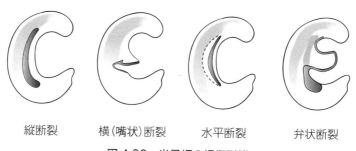

縦断裂　　横（嘴状）断裂　　水平断裂　　弁状断裂

図 4-32　半月板の損傷形態

❷ 症　状

典型的な症状は，膝関節の運動時（屈伸時）の痛みとひっかかり感（クリック）であり，症状が長期化すると，患側の大腿四頭筋の萎縮を生じてくることもある．

また，断裂形態や大きさによっては，断裂半月板が関節間隙に挟まって，関節が動かせなくなる "ロッキング" を生じる．

❸ 評価法

徒手的な評価法として McMurray テスト がある（図 4-33）．膝関節を 90° 程度屈曲さ

せて内外反のストレスを加え，下腿に回旋ストレスをかけながら膝関節を伸展させてクリックや痛みを誘発するもので，一般的な診察方法として広く用いられている．

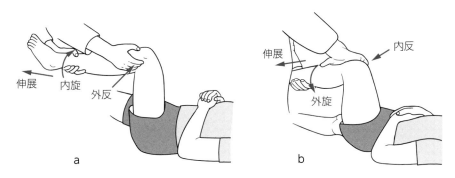

図4-33 McMurrayテスト（a 外側半月板，b 内側半月板）
外側半月板損傷に対する方法：膝関節を90°屈曲位に保持する．下腿を内旋させ外反気味に膝を伸展させ，轢音や疼痛の誘発で陽性とする．
内側半月板損傷に対する方法：膝関節を90°屈曲位に保持する．下腿を外旋させ内反気味に膝を伸展させ，轢音や疼痛の誘発で陽性とする．

❹ 検査法：MRI

侵襲なく病変部を描出できるため，半月板損傷の診断に不可欠な画像検査である．

❺ 治療法

　半月板損傷の治療の原則は手術治療である．半月板は，中央2/3の領域には血流がない（血管進入がない）ため，基本的に同部位で損傷された半月板が自然修復することはない．そのため，関節鏡視下に損傷部分を切除して，膝屈伸時の弾発や痛みを生じないように処置する．辺縁1/3には血流があり，断裂部の治癒の可能性があるため縫合術を考慮する．縫合部にストレスがかからないように2〜3週間程度は免荷と屈伸制限が必要になり，復帰には3ヵ月程度かかる．

13　ジャンパー膝

　ジャンプ動作では，膝伸展の主要筋である大腿四頭筋を強い力で速く収縮させる必要がある．また，着地の際にはそのショックを吸収するために，大腿四頭筋に強い力がかかる．そのため，バスケットボールやバレーボールなどジャンプを繰り返すスポーツ競技では，大腿四頭筋の付着部に繰り返しストレスが加わり，膝関節に痛みを生じやすい．これらの障害を総称してジャンパー膝という．

❶ 症　状

　大腿四頭筋の骨への付着部である，膝蓋骨上端，膝蓋骨下端，脛骨粗面と膝蓋腱実質に膝屈伸動作時の痛みを訴え，圧痛を認める（図4-34）．

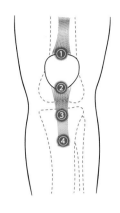

図 4-34　ジャンパー膝の病変部位
① 膝蓋骨上極　② 膝蓋骨下極　③ 膝蓋腱実質　④ 脛骨粗面
成長期に発生するジャンパー膝の骨端症を
② Sinding-Larsen-Johansson 病　④ Osgood-Schlatter 病（オスグッド病）という.

❷ 治療法

第 1 期，第 2 期は運動前のストレッチング（特に大腿四頭筋），運動後のアイシングやストレッチングなどのコンディショニング調整をし，スポーツ活動を行いながら症状の軽減を試みる．第 3 期では，痛みの強さに応じて 2 〜 4 週間程度スポーツ活動を禁止し，疼痛が減退したら膝関節周囲筋の筋力トレーニングから再開し，コンディショニングを行いながら練習の負荷を徐々に上げて競技復帰を目指す.

14 ▶ オスグッド・シュラッター病（オスグッド病）

成長期に膝蓋腱の付着部である脛骨粗面（図 4-34 ④参照）に生じる牽引型の骨端症である．10 〜 15 歳頃の男子に好発し，特に第二次性徴期の成長のスパートが生じている時期（身長の伸びが大きいとき）に発症のリスクが高い．特にジャンプ動作やストップ動作を繰り返すバスケットボール，バレーボールやサッカーなどの活動性の高い選手に発生しやすい.

❶ 発症機転

成長期の脛骨粗面部には成長軟骨があり骨化が完成しておらず，力学的に脆弱であるため，急激な骨の長軸成長に対して，筋および腱の成長が相対的に遅く大腿四頭筋の緊張が高い状態にある．この時期にスポーツ活動などによって膝蓋腱が脛骨粗面を繰り返して牽引することで，同部位（骨端軟骨）に炎症を生じる.

❷ 症　状

正座時（膝関節最大屈曲時）とジャンプ動作などで脛骨粗面部に強い痛みを訴える．脛骨粗面部（膝蓋腱付着部）に圧痛，腫張，軽度の熱感を認める．一般的に運動量の増加によって増悪し，安静により軽快する．悪化すると歩行などの日常生活動作でも痛みを自覚するようになり，長期化すると脛骨粗面部に骨性隆起が生じてくる場合もある（図 4-35）.

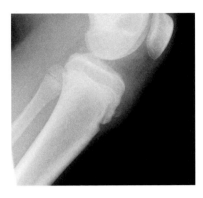

図4-35　オスグッド病のX線（膝関節側面像）
脛骨粗面の成長軟骨の剥離や骨形成を認める場合もある.

❸ 治療法と発症予防

　痛みの強いときには，原則スポーツ活動を中止し，疼痛部位（脛骨粗面部）に外用消炎鎮痛薬を貼付して炎症の鎮静を図る．痛みのために緊張の高くなっている大腿四頭筋のストレッチングを励行する．スポーツ活動の復帰に際しては，スポーツ活動前後のストレッチング，脛骨粗面部への膝伸展筋力の負荷軽減を目的としたサポーターの装着，脛骨粗面部の運動後のアイシングや外用消炎鎮痛薬の使用などでケアを入念に行う.

　発症予防のために，日常から膝伸展機構（主に大腿四頭筋）のストレッチングとともに，拮抗筋であるハムストリングスのストレッチングも行うよう指導する.

15 ▶ 腸脛靱帯炎

　走動作における膝関節の屈伸時の膝関節外側の痛みを主症状とする障害で，陸上競技の長距離ランナーが悩まされることが多く，ランナー膝と呼ばれる下肢のスポーツ障害のひとつである.

❶ 発症機転

　ランニングでは膝関節の屈伸運動の際に，膝の外側にある腸脛靱帯は大腿骨外側上顆を乗り越えながら前方後方と移動を繰り返す．同部分には滑液包が存在し，屈伸時の腸脛靱帯のスムーズな移動を助けているが，過剰な屈伸の繰り返しによって同部位に炎症を生じる（図4-36）．そのため，膝の屈伸を繰り返す動作の多いランニングを主体とした競技選手に発症しやすく，さらには腸脛靱帯と外側上顆の間の圧力が高くなる傾向にあるO脚の選手に多いとされる．また，ランナーではランニングフォームも関係し，膝の屈伸角度の大きいストライド走法のランナーのほうが，ピッチ走法のランナーよりも発症しやすい.

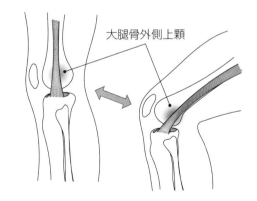

大腿骨外側上顆

図4-36　腸脛靱帯炎の発生機序

❷ 症　状

ランニングの距離が長くなってくると，膝の外側に針で刺すような痛みが生じてランニングを継続できなくなり，走らなければ痛みは軽減する．痛みの強いときには膝の屈伸まで困難になる．外側上顆の腸脛靭帯滑液包直上に圧痛を認める．

❸ 治療法

腸脛靭帯を含めた股関節および膝関節周囲筋のストレッチングを実施し，ランニング後は大腿骨外顆部のアイシングを行う．また，O脚傾向のある脚のアライメントの選手は，外側が高くなった足底板（outer wedge）を用いたり，テーピングを利用したりして矯正を試みる．さらには，難治例ではランニングフォームをストライド走法からピッチ走法に変えるなどの対策を考慮する必要に迫られる場合もある．

16　鵞足炎

鵞足は，大腿内側の膝屈筋である縫工筋，薄筋，半腱様筋腱が脛骨近位内側部に付着する部位の名称である．付着部が鵞鳥の足のように脛骨骨膜に終止しているため，この名称がつく．鵞足炎は，ランニングなどの膝屈伸の繰り返しで鵞足もしくは鵞足と内側側副靭帯の間にある滑液包に炎症を生じるもので，ランナー膝のひとつである（図4-37）．

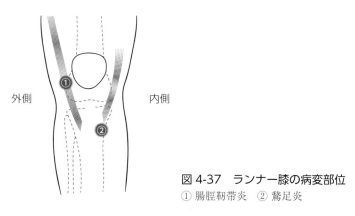

外側　　内側

図 4-37　ランナー膝の病変部位
① 腸脛靭帯炎　② 鵞足炎

❶ 発症機転

膝の屈伸動作の繰り返しによって生じる．特に，屈伸時に外反ストレスが加わっていたりすると発症しやすく，内反膝（O脚），外反膝（X脚），回内足などの下肢アライメント異常や走フォームなどがその発症の誘引となる．

❷ 症　状

膝の屈伸運動時に膝内側に疼痛を自覚し，鵞足部に圧痛を認める．炎症が強いときには，鵞足部に腫脹や熱感を認めることもある．

❸ 治療法と発症予防

　痛みの強いときには，原則スポーツ活動を中止して，疼痛部の安静を図る．発症の要因に縫工筋，薄筋，半腱様筋を含むハムストリングの過緊張があるため，股関節および膝関節周囲筋のストレッチングを入念に行うようにする．スポーツ活動の再開は疼痛の軽減に伴って段階的に行い，運動前後のストレッチングと運動後のアイシングを励行する．発症予防には前述のケアを欠かさないとともに，足底板やテーピングによるアライメント矯正を試みたり，走フォームの改善などを考慮する．

17　シンスプリント（脛骨過労性骨膜炎）

　シンスプリントとは，足関節の屈筋であるヒラメ筋や後脛骨筋が付着する脛骨内側縁の中 1/3 ～下 1/3 にかけての過労性炎症疾患（筋腱付着部炎，骨膜炎）で，陸上競技の短・中・長距離選手や，ジャンプを繰り返すバスケットボールやバレーボール選手に多く発症する．

❶ 発症機転

　ジャンプやランニングによる足関節屈筋群の脛骨後面付着部の炎症であり，オーバーユース（練習過多），急激な運動量や体重の増加，下肢のアライメント不良，扁平回内足とともに，練習する床や路面の硬さ，靴などの環境因子が発症誘引である．

❷ 症　状

　ランニング中やランニング後，ジャンプ動作や着地動作における下腿内側あるいは後内側部の疼痛（図 4-38）が主な症状であり，痛みが増悪するとスポーツパフォーマンスに影響を与えるようになる．同部位に圧痛を認めるため診断は比較的容易であるが，疲労骨折の好発部位でもあるために注意が必要で，鑑別診断には MR 検査が有用である．

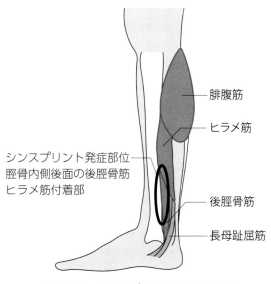

腓腹筋
ヒラメ筋
シンスプリント発症部位
脛骨内側後面の後脛骨筋
ヒラメ筋付着部
後脛骨筋
長母趾屈筋

図 4-38　シンスプリントの疼痛部位

❸ 治療法と発症予防

　痛みが強い場合には，他のオーバーユースによって生じるスポーツ障害と同様に練習を中止し，早期に炎症の鎮静を図ることが重要である．痛みを我慢しながら練習をつづける

と骨膜部の仮骨形成などを生じて遷延する慢性痛の原因となるので注意が必要である.

　再発を含めた予防が重要で, 足関節屈筋にかかる負荷を軽減させる工夫をすることと, 疲労によって屈筋群が硬くなり発症の誘引とならないように, 運動前後のケアをしっかり実施することが重要になる. 具体的には, 足関節屈筋群を中心に, 下肢全般の練習前後の入念なストレッチングと筋力強化と練習直後のアイシング, 走フォームやジャンプフォームの改善, 足底板の使用による回内足の矯正などの下腿アライメントの矯正を行う.

18 ▶ アキレス腱断裂

　アキレス腱は, 足関節屈曲の主動筋である下腿三頭筋（内側・外側腓腹筋とヒラメ筋）が踵骨に付着する腱であり, スポーツ競技などで破断強度を超えた強い張力がかかると断裂する. そのため, 腱の粘弾性と強度が徐々に低下してくる 20 歳代後半以降に発生頻度が高くなる.

❶ 発症機転

　疾走や跳躍時の踏み込みや踏み切りの際, 下腿三頭筋の緊張下で足関節の急激な背屈強制が加わって発生することが多いが, 慢性のアキレス腱炎や腱周囲炎を合併しているような場合には, 比較的軽微な外力で発生することもある. 野球のベースランニングなど, アキレス腱にねじれが加わりながら地面を蹴る動作でも断裂しやすい.

　受傷時は, 膝を後ろから蹴られるか, ボールか何かがぶつかって "ピシッ" という音とともにガクッと膝崩れを生じることが多く, 驚いて後ろを振り向く場合がある.

❷ 症状と評価

　受傷直後は痛みで歩行不能になるが, しばらくすると痛みが和らぎ歩けるようになることも多い. 皮膚上から断裂部の陥凹を触れ, 同部位に圧痛を認める. 足関節の自動屈曲はアキレス腱以外の屈筋腱（足趾屈筋群や後脛骨筋など）が働くため可能であるが, つま先立ちはできない.

　受傷機転と症状, さらには断裂部の陥凹の触知から比較的診断は容易である. 簡便な診断法にトンプソンテストが汎用される. 画像検査では MRI 検査が有用だが, 超音波検査装置でも簡便に断裂部を描出できる.

トンプソンテスト
　腹臥位膝屈曲位でふくらはぎを強くつかむと正常では足関節が底屈するが, アキレス腱が断裂していると足関節が底屈しない（図 4-39）.

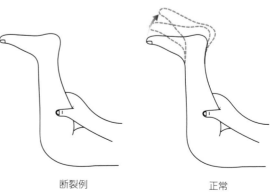

断裂例　　　　　　　　　　正常

図 4-39　トンプソンテスト
（従来ベッドから足部を出して膝関節伸展位で行っていたが, 近年では膝関節屈曲位で行うことが多い）

❸ 治　療

　治療法には保存療法と手術療法（直接縫合する方法）がある．アスリートは，早期に確実な復帰を希望することから，手術療法を選択することが一般的である．術後は免荷から徐々に荷重を開始し，順次可動域訓練，筋力訓練，歩行訓練を実施する．3ヵ月程度で歩行が可能になるが，競技復帰には6ヵ月以上を要する．

19　下腿疲労骨折

　疲労骨折は，一定した動作の運動（ランニングやジャンプなど）によって骨に繰り返したわむ力が加わり徐々に亀裂を生じてくるもので，特に荷重がかかる下腿骨（脛骨・腓骨）や足部には疲労骨折の発生頻度が高い．

❶ 好発部位

　ランニングとジャンプでは下腿への力のかかり具合が異なるため，疲労骨折も好発部位に特徴がある．ジャンプ競技では脛骨中央部前面に発生することが多く，ランニング競技では脛骨の上部もしくは下部に応力が集中して疲労骨折を生じやすい（図4-40）．

❷ 症　状

　徐々に痛みが増悪する場合もあるが，スポーツ活動中に急に疼痛が生じて発症することが多い．疲労骨折部の圧痛が著明で，同部位に軽度熱感と腫脹を伴う場合もある．

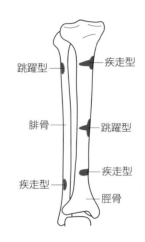

跳躍型　　疾走型

腓骨　　跳躍型

疾走型

疾走型　　脛骨

図4-40　下腿疲労骨折の好発部位

❸ 評　価

　初期にはX線検査では明確に骨折がわからないことも多く，狭い範囲に強い圧痛を伴う場合，動作時痛の強い場合，なかなか痛みが鎮静しない場合には，注意が必要である．疲労骨折が疑われる場合には，最初のX線検査で骨折がわからなかった場合でも，3週間程度で骨癒合の所見（仮骨形成や骨硬化像）が描出されて疲労骨折が判明することも多く，疑わしい場合は再検査を受けることが重要である．疲労骨折の診断にMRI検査は有用である．

❹ 治療法

　一般的な骨折と同様の治癒期間で骨癒合が得られるため，疾走型は6～8週間程度で復帰可能となるが，跳躍型（脛骨中央部）は，ジャンプの際に伸張力が作用して骨折部に骨吸収機転が働き，圧迫力が作用しないため治癒に時間がかかる（4ヵ月程度）ことが多く，さらには再発を繰り返すことも多い．

20 足関節内反捻挫

足関節の捻挫はスポーツ外傷の中で最も多く，その大半が内返し（内反）捻挫である．内反捻挫は，前距腓靱帯などの足関節外側の靱帯が損傷し，自己判断で不適切な治療を行って慢性足関節不安定症（いわゆる捻挫ぐせ）に移行することもある．

❶ 病態（損傷靱帯）

足関節内反捻挫では，足関節外側にある前・後距腓靱帯と踵腓靱帯が損傷される（図4-41）．多くは前距腓靱帯の損傷であるが，さらに踵腓靱帯や後距腓靱帯が損傷されると，足関節に強い不安定性を生じる．

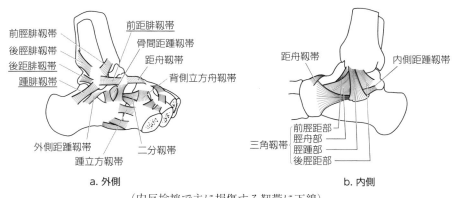

a. 外側　　　　　　　　　　　　　　　　　　b. 内側

（内反捻挫で主に損傷する靱帯に下線）

図 4-41　足関節の靱帯

❷ 評価方法

靱帯断裂によって生じた足関節不安定性を以下の徒手検査およびストレスX線検査で確認して，捻挫の程度を評価する．一般に，Ⅰ度損傷は靱帯の微小損傷，Ⅱ度損傷は靱帯の部分断裂，Ⅲ度損傷は完全断裂である．

（1）前方引き出しテスト

足部を軽度底屈させ，下腿遠位部を左手で後方に押しながら踵部を右手で掴みながら前方に引き，足関節の前方への不安定性を確認する（図4-42）．

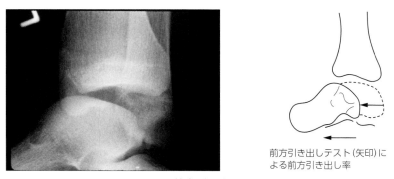

前方引き出しテスト(矢印)による前方引き出し率

図 4-42　前方引き出しテスト

（2）内反ストレステスト

　足関節を中間位または軽度底屈位として左手で下腿遠位部を，右手で踵部を持って足関節を内反させて，不安定性を確認する．この時X線正面像を撮像して，脛骨天蓋と距骨関節面のなす距骨傾斜角（talar tilt angle: TTA）を測定して不安定性を定量化する．一般的にTTAが5°を超えると前距腓靱帯損傷と評価する（図4-43）．

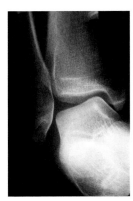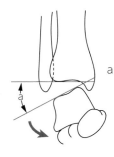

a　内反ストレステスト(矢印)による距骨傾斜角(TTA)

図4-43　内反ストレステスト

❸ 治療法

（1）外傷直後の応急手当はRICE処置を原則とする．

（2）睡眠時はクッションなどにより足部を心臓より高挙するように指導する．

（3）Ⅲ度損傷では数日経過して炎症が消退すれば，足関節良肢位でU字またはL字型のギプスシーネ固定を2〜3週間程度行い，その後は受傷前の活動レベルに達するまで後療法（アスレティックリハビリテーション）を行う．

（4）症状やスポーツ活動のレベルに応じて，短下肢装具や支柱付きサポーターの装着，テーピングを併用する．

（5）Ⅱ〜Ⅲ度で，活動性が高く早期のスポーツ復帰を望む場合や，裂離骨折を合併する場合には，手術療法を選択することがある．

（6）固定期間中は，受傷部以外は積極的に運動を行わせる．

（7）固定除去後は，足関節周囲筋の筋力強化や可動域訓練を段階的に行う．

（8）復帰後は予防目的にテーピングやサポーター装着を励行し，再発を予防しながら足関節周囲筋の筋力強化やバランストレーニングなどを行う．

（9）自己判断による固定の除去やスポーツ復帰は慢性足関節不安定症に移行する要因であることを患者に説明する．

21　中足骨疲労骨折

　下腿の疲労骨折とともに発生頻度の高い疲労骨折であり，ランニングやジャンプ動作で繰り返す負荷のかかりやすい第2，第3中足骨の骨幹部に多く発生する．

　また，サッカー選手などカッティング動作やステップ動作の多いスポーツ種目では，足

の外側にストレスがかかって第5中足骨に疲労骨折（Jones 骨折）を生じる．再発や難治例も見られる疲労骨折として知られる．

❶ 病態と症状

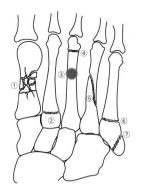

① 骨幹部粉砕骨折
② 基部骨折（リスフラン関節脱臼に合併することが多い）
③ 疲労骨折（行軍骨折）
④ 頸部横骨折
⑤ 骨幹部斜・螺旋状骨折
⑥ Jones骨折（疲労骨折）
⑦ 基部裂離骨折（下駄骨折）

図 4-44　中足骨骨折の種類

　初期には走行時の前足部痛が主症状（前駆症状）で，病院を受診しても X 線で骨折部が描出されないことが多く，2〜3週間後に再検査して骨折線や骨折部の仮骨形成が認められて診断がつく場合も多い．そのため，走ることの多い競技種目で走行時の前足部痛がつづく場合には1回の医療機関受診による X 線検査で安心せず，再検査してもらうことが重要である．疑わしい場合や早期の診断が必要な場合には MRI 検査が有用であり，中足部外側に痛みの生じる Jones 骨折も同様である．

❷ 治療法

　転位や変形のない典型的な中足骨骨幹部の疲労骨折は，スポーツ活動を中止し局所の負荷の軽減を図ることで骨癒合が得られる．足底板（アーチサポート）を使用すれば免荷しなくても骨融合が得られるので，不要な筋や骨の萎縮を避けるようにする．疼痛が著明な場合にはギプス固定をする場合がある．

　Jones 骨折は保存療法では骨癒合を得にくいことが多く，積極的に手術療法を考慮する．低出力超音波パルス治療（low-intensity pulsed ultrasound：LIPUS）を利用して骨癒合の促進を図る場合もある．

22　後足部インピンジメント症候群

　足関節底屈時に後足部に痛みを生じるスポーツ障害で，サッカー選手やクラシックバレエダンサーに好発する．

❶ 病態と症状

　発症には距骨後突起の形状や三角骨（余剰骨，図 4-45）が関係していることが多く，サッカーのキック動作やバレエのポアント（つま先立ち）において，脛骨後果と踵骨後隆の間に距骨後突起や三角骨が挟まれて滑膜や関節包に炎症を生じる．足関節底屈による痛

みが徐々に増悪して，パフォーマンスに悪影響をきたす．

　さらに，内側に隣接して長母趾屈筋腱が走行しており，同部位に腱鞘滑膜炎を生じる．ポアントを多用するクラシックバレエにおいて頻度高く合併する．

❷ 診断と治療

　足関節底屈強制によって足関節後方内側に痛みを誘発することで，障害を予想することは比較的容易である．原因となる三角骨や後突起形状などを X 線検査によって評価する．

　疼痛が強い場合にはスポーツ活動を休止させて，局所の安静やステロイド薬の腱鞘や関節周囲への注射によって炎症の鎮静を図る．改善しない場合は手術療法（三角骨摘出や腱鞘切開）を考慮する．

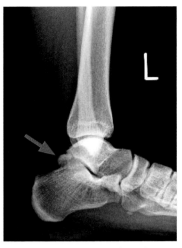

図 4-45　三角骨（矢印）

23 ▶ 足底腱膜炎（足底筋膜炎）

　足底腱膜の過剰な緊張や微小な断裂の繰り返しにより足底腱膜（踵骨起始部，中央部，遠位部）に炎症を生じる障害で．走行距離の長い中長距離の陸上選手に多く発症する．

❶ 発症機転

　足の縦アーチを維持する機構のひとつに足底腱膜があり，踵骨から前足部 MTP 関節付近まで扇形の膜状腱膜として足底に張って土踏まずを形成している．陸上競技の長距離選手などは，軽量の靴底の薄いシューズを履いて硬い路面を走ることが多く，足底腱膜には繰り返し伸長ストレスが加わり，それが過度になると炎症を生じる（図4-46）．

　発症には，ランニングフォーム（ストライド走法）や足の形態（凹足）など，選手個々の因子も関係する．

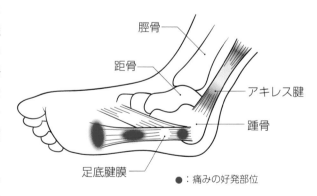

脛骨
距骨
アキレス腱
踵骨
足底腱膜
●：痛みの好発部位

図 4-46　足底腱膜炎の発症機転

❷ 症　状

　歩行や走行時の刺すような足底痛が主な症状であり，足底腱膜の炎症を生じている部位に圧痛を認めるが，熱感や腫脹はほとんど見られない．起床時の歩き始めの痛みや長時間の座位の後の歩き始めの痛みも典型的な症状のひとつである．踵骨 X 線側面像で，踵骨に骨棘を認める場合もあるが，骨棘は必須の要件ではない．

❸ 治療法

　基本的に練習を一時休止する，ないし軽減することで足底への負荷を低減し，症状の改善を図る．練習を再開する場合には，症状に応じてアーチサポートや踵骨アライメントを強制する足底板などの装具療法を試みる．また，足底腱膜のセルフストレッチングを指導する（図 4-47）．難治例では，ランニングフォームの変更などの配慮を提言することが必要な場合もある．

　近年，体外衝撃波治療も導入され，症状改善の有効性の高い治療法として利用されている．

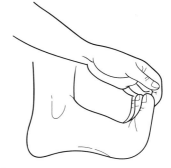

図 4-47　足底腱膜のストレッチング

③　RICE 処置

　スポーツ現場において，打撲，捻挫，肉ばなれなどの外傷発生時に実施する基本的な応急処置法を RICE 処置という．RICE は，rest（安静），ice/icing（冷却），compression（圧迫），elevation（挙上）の頭文字を並べたものである（図4-48）.

1　炎症概論

　外傷を受けた部位は，赤く腫れて熱を持ち，痛みを生じ，程度がひどいと内出血が見られる．このような生体反応を"炎症"と呼び，白血球がその主役を担う．白血球からはプロスタグランディンやブラディキニンなどの生理活性物質が放出され，これらの物質は，白血球の遊走を促したり，末梢血管を拡張して組織透過性を増すとともに，神経終末を刺激して痛みを生じさせる．痛みは損傷を受けた組織を生体に知らせるとともに，その部位を安静にさせる重要な働きをする．傷害部位では，損傷した組織を処理して新しい正常な組織につくり直す組織修復を行う必要がある．そのため，透過性の増した血管からは組織の処理に必要な貪食系の細胞や，組織の修復に必要な細胞が遊走し，さらには酸素を運搬する赤血球や，修復のための材料やエネルギーとなる糖類やアミノ酸などを提供する組織液を浸透させる.

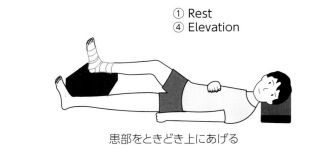

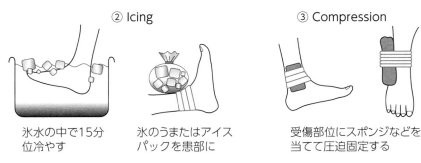

図 4-48　RICE 処置　① Rest ② Icing ③ Compression ④ Elevation

2　RICE 処置による炎症の制御

　外傷後に組織に生じる "炎症" は，組織修復のための重要な生体反応であるが，炎症が過度になると，損傷されていない周辺の組織も炎症に巻き込まれ，修復過程で損傷組織と癒着して瘢痕組織となって修復され，機能的に低下した修復となる．それを避けるために炎症の程度を制御することが求められる．外傷発生直後から局所に RICE 処置（安静（固定）・圧迫・冷却・挙上）を実施することは，その目的達成のためのファーストエイドとして有効な対応である．外傷の程度にもよるが，RICE 処置は受傷後 48 ～ 72 時間程度は有効とされる．また，凍傷予防の観点から 1 回のアイシング時間は 20 ～ 30 分以下とし，血管が拡張して痛みを生じてきたら再び冷却する処置を繰り返す．

｜ミニコラム｜

アイシングは有害？

　「アイシングは有害である」とか「アイシングは無意味である」とか書かれた文章をいろいろな媒体で目にすることがあります．その根拠の多くは，"冷やすことで組織にダメージを与える" や "冷やすと組織修復を遅らせる" というものです．

　前述したように，アイシングは決して組織修復を早めるための処置法ではありません．炎症は組織修復に必要な生体の反応です．細胞などが利用する酵素もその活性は体温（37℃）程度で最も高くなるものがほとんどです．そこまでの理解で判断すると，アイシングは無用であったり，有害であったりという結論につながってしまいます．

　外傷後に生じる炎症は生体の反応として必然的に生じるため，その程度をアスリートがコントロールすることはできません．外傷の程度が強く炎症が過度の場合には，炎症は組織をきれいな治癒に導かず，最終的に過剰な瘢痕や周囲組織と癒着した修復痕を残して治癒することになりかねません．そのような治癒は，慢性の痛みや瘢痕によるパフォーマンスの低下を残したり，繰り返し同じ部位を損傷するトリガーとなるような治癒になったりします．肉ばなれをいい加減に治すと何度も同じ部位で肉ばなれを生じるようになる事態とも共通する治癒過程です．

　アイシング無効論は，アイシングはあくまで "外傷後の過剰な炎症をコントロールして適切な治癒に導く" ためのファーストエイドもしくはコンディショニング法であることを正しく理解していないために発せられる主張と思われます．逆に，アイシングを "組織修復を早める方法" と誤解して過剰な冷却を実施しているトレーナーやアスリートがいるとすれば，それも間違った理解と対応であり，過度のアイシングは逆効果であることもきちんと認識して，アイシングを正しく利用するようにしなくてはなりません．

3　RICE 処置の注意点

　試合中に選手が捻挫などの怪我を起こしたとき，RICE 処置をやって痛みが軽減した選手をすぐに試合に復帰させることは避けなければならない．冷却すると神経の疼痛閾値が上昇して痛みを軽減させるが，関節の位置角などの深部知覚も同時に低下させるために，プレー中の外傷発生のリスクが高くなる．さらに冷却による筋温の低下は，筋収縮力を減弱させてパフォーマンスを低減させるだけでなく，二次的な筋損傷のリスクも高めることを認識する必要がある．

　RICE 処置は，その効果とリスクを正しく理解しているメディカルスタッフが実施すれば，現場における大変有効なファーストエイドであり，さらにはプレー後のコンディショニングやリハビリテーション後のケアのシンプルかつ有効な手段である．

一次救命処置（basic life support：BLS）

1 スポーツ現場における突然死

　突然死は高齢者に限らず，若年者にも起こる．日本の学校現場でも毎年発生しており，平成7年から学校での心電図検査が義務化されてからも，平成11〜20年までの10年間に合計567件（年間35〜83件）が報告されている．その約70%は心臓疾患に起因するものとされているが，スポーツ（運動）に関係するものは全体の59%を占めており，幼稚園・保育園6%，小学校約45%，中学校68%，高等学校66%と，中学校および高等学校でその発生が多くなっている．特に野球の打球が前胸部を強打するなどして生じる心臓振盪は，パッドの使用によって予防したり，適切な一次救命処置によって救命すべき突然死の原因である．

　また，健康意識の高まりから中高年者のスポーツ活動が盛んになるとともに，突然死のリスクが高まり，特に競技種目としてランニング（マラソン競技など），登山，ゴルフにおいて発生率が高い．中高年者は心臓を栄養する冠血管の狭窄などから心筋虚血，心室細動（致死性不整脈）に陥ることが多い．予防には日頃からの体調管理と心臓検診が重要になる．

2 AED（automated external defibrillator：自動体外式除細動器）の導入

　2004年から一般市民によるAEDの使用が法的に認められてから，日本中の多くの場所に設置されている．

　心肺停止してから1分ごとに7〜10%ずつ生還率が低下していく（図4-49）ことから，救急車が到着するまでに現場に居合わせた一般市民の手でAEDによる除細動処置を含めた心肺蘇生処置（cardio pulmonary resuscitation：CPR）が行えるようになったことは諸外国に比べて遅れていたとはいえ，画期的なことである．

　スポーツに関わる人は，その場面に遭遇する確率が高いことを認識して，AED使用講習会などにも積極的に参加し，いざとなったときにBLSのリーダーシップを執れる人材となってもらえることを期待する．

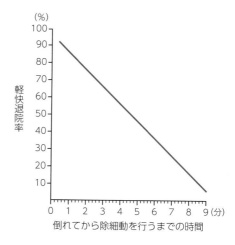

図4-49　除細動までの時間と救命率

3 ▸ BLS（basic life support：一次救命処置）

図 4-50 に BLS の基本的なアルゴリズムを示す．心肺停止者を発見したら，安全を確保して手伝ってくれる人を集める．救急車の手配と AED を探して来てくれるように頼み，心肺蘇生処置を開始する．するべき処置はただ一つ …… 胸骨圧迫である．以前は心臓マッサージと呼んでいたが，この行為は胸を押して胸腔内圧を上げて体循環を維持する目的で行うため，胸骨圧迫と呼ぶようになった．肘を伸ばして両手を重ね，手のひらでみぞおち直上の硬い骨（胸骨）を真上から体重をかけて，1 分間に 100 回程度のペースでしっかりと押し込む．2011 年以降のアルゴリズムでは人工呼吸は省略できることになっている．人工呼吸をしなくても胸骨圧迫を継続することで脳への血流を保つことができる．10 分程度であればまだ動脈血内に酸素が残っているから，何もしないよりも血液を循環させるほうが有効である．他人にマウストゥマウスで人工呼吸をすることをためらうことですべての救護処置をしない人が出てしまうことを避けなければならない．可能なら 30 回胸骨圧迫，2 回人工呼吸を実施する．

AED が持ち込まれたら，AED のスイッチを入れる．AED がアナウンスを始めるので，指示に従って電極板を右胸上部と左胸下部に心臓を挟むように貼り付ける．AED が自動で心電図を解析して，電気ショックの必要性を判断する．必要なときには「電気ショックを与えてください」とアナウンスが流れるので，周りにいる人を離れさせて電気ショックのスイッチを押す．その後 AED が胸骨圧迫をつづけるように指示した場合には，再び心臓マッサージ（胸骨圧迫）を開始する．胸骨圧迫（と人工呼吸）は，患者が身体を動かすか，救急隊が到着するまでつづける．心臓が完全に停止している場合や正常に動いている場合には，AED は電気ショックの指示は出さない．全く動いていない心臓に電気ショックを与えても心臓が動き始めることはない．電気ショックは，心室細動といって心臓が痙攣しているときに，それをリセットして通常の拍動に戻すために実施するものである．傷病者の意識が回復して体動が見られるか，救急隊が到着して患者を受け渡すまで，上記の作業を繰り返す．

スポーツに関わる人たちは，常に突然死のリスクの高い現場にいるという認識を持って，BLS の知識と技能を持っておくことがのぞましい．

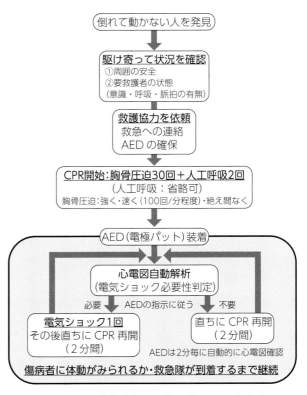

図 4-50　一次救命処置（BLS）アルゴリズム

脱水症と熱中症

　暑熱環境は，アスリートがパフォーマンスを維持するためのコンディショニングが難しい環境のひとつである．特にわが国では多くの教育機関が長期休暇をとる夏期にスポーツ活動が活発になり，まとまった期間を要する大会や試合が多く組まれているのが現状で，暑熱環境における対応は非常に重要である．

　ヒトは暑熱環境下に置かれると，皮膚血管の拡張による体熱の放散だけでは体温を下げきれず，発汗による蒸発熱を利用して物理的調整を図る．この放熱は，周囲の環境（直射熱・気温・湿度・風など）に影響を受けるため，発汗によっても放熱が追いつかないと深部体温が徐々に上昇して，ついには制御不能の高体温となって熱中症を発症し，直接生命に危険が及ぶ場合がある．また，発汗がつづいた状況で水分補給を怠ると脱水症を生じる．本項では，脱水症と熱中症について概説する．

1　脱水症

❶ 定　義

　脱水症とは，体内に必要な水分量が不足した状態をいう．水分摂取量よりも水分喪失量が多くなれば発症するため，発汗だけでなく，疾病によって下痢や嘔吐が継続した場合などにも発症する．また，多くの場合，水分が失われるときに電解質も一緒に喪失されるため，電解質不足やアンバランスに伴う症状を合併する．

❷ 症　状

　発汗に伴う脱水では，著しい口渇とともに皮膚，口腔粘膜が乾く．尿量は減少し，色調の濃い濃縮尿となる．体重の3％（体重50 kgなら1.5 kg）以上の水分を喪失して脱水が進むと，倦怠感，頭痛，めまい，不穏などの精神症状が出現するようになり，アスリートは正常なパフォーマンスを継続することは困難になる．

❸ 予　防

　暑熱環境では，脱水になると発汗が抑制されて，熱中症を発症する要因ともなるため，アスリートにとって事前に脱水を予防することは非常に大切である．アメリカスポーツ医学会（ACSM）では，脱水予防のために以下の提言をしている．
　① 自分でモニターできる尿の濃縮程度（色）と体重で脱水状況を把握する．
　② 運動前（数時間前）には脱水を正常レベルまで補正してから運動を実施する．
　③ 体重の2％以上の水分喪失を生じないように水分補給する．
　　　（実施する運動強度と自己の発汗レートに合わせた水分，糖質，電解質の補給）
　④ 運動後には水分喪失と電解質喪失を補填する（体重減少なども目安にする）．

2　熱中症

❶ 定　義

　熱中症とは，暑熱環境下で体温を調整する機能が破綻して，軽度な失調から全身の臓器不全までの症状を呈し，ときに生命を脅かすことにもなりかねない病態のことをいう．誤解を受けやすいのは，暑熱環境下でのみ発症すると思われがちであるが，スポーツ活動による筋からの大量の発熱や発汗による脱水によって体温調節機能が失調した場合や，無風多湿などの環境で汗が乾かない条件下では，さほど高温の環境下でなくても発症する．

❷ 病　態

　熱中症は，その原因や症状によって四つに分けられる．2015年に日本救急医学会は予防と早期発見を重視した「熱中症診療ガイドライン」を発表した（表4-3）．

① 熱失神（日本救急医学会熱中症分類I度）

　急に顔面が蒼白になり，全身脱力，めまいや失神（一過性の意識消失）を生じる．末梢血管の拡張による循環不全から，血圧低下や脳血流低下を生じることによる．

② 熱けいれん（日本救急医学会熱中症分類I度）

　腕，脚，体幹などの全身の筋肉に痛みを伴った痙攣（けいれん）が生じる．大量の発汗に対して水分だけを補給して，血液内の塩分（ナトリウム）濃度が低下して発症する．

③ 熱疲労（日本救急医学会熱中症分類II度）

　めまい，ふらつき，脱力・倦怠感，頭痛，嘔気・嘔吐，下痢などを生じる．電解質（ナ

表4-3　日本救急医学会熱中症分類（2015）

	症　状	重症度	対　処　法	臨床症状による分類
I度	めまい　立ちくらみ 生あくび　大量の発汗 筋肉痛　筋肉の硬直 （意識：障害なし）		基本的に現場で対処可能 　冷所に移動　安静 　体表冷却 　水分と電解質（Na）の経口投与	熱失神 熱けいれん
II度	頭痛　嘔吐 倦怠感　脱力感 （意識：認知能・判断力の低下）		医療機関での診療が必要 　体温管理　安静 　十分な水分と電解質（Na）補給 　（経口摂取が困難な場合には点滴 　　による投与）	熱疲労
III度	下記の3つのうちいずれかを含む C：中枢神経症状（意識障害），小 　　脳症状，けいれん発作 H/K：肝・腎機能障害（入院経過 　　　観察もしくは入院加療が必 　　　要な状態） D：血液凝固異常（DIC）（注） 　　III度の中でも重症型		入院加療（場合によっては集中治療が 必要） 　体温管理（体表冷却＋体内冷却・ 　　血管内冷却を追加） 　呼吸・循環管理 　DIC治療 　⇒　まよわず　救急車を要請！	熱射病

（注）播種性血管内凝固症候群（DIC）：本来出血箇所で生じるべき血液凝固反応が、全身の血管内で無秩序に起こる症候群．進行すると微小循環障害による臓器障害をきたすとともに、凝固因子・血小板が使い果たされるため、出血症状が出現する。しばしば重篤な出血症状、血圧低下（ショック）を呈する．

トリウムなど）の喪失を伴う高度の脱水によって発症する．

④ 熱射病（日本救急医学会熱中症分類Ⅲ度）

著しい体温上昇（40℃以上）のために，意識障害やショック状態になる．熱中症のなかで最も重篤で死亡する可能性もある．高体温による中枢神経障害のため，体温調節機能が失われて発症する．①熱失神や③熱疲労から熱射病に移行する場合もあり注意が必要である．

❸ 治　療

① **熱失神**と③ **熱疲労**の場合には，できるだけ風通しの良い涼しい場所に運び，衣服を緩めて安静にさせる（図 4-51）．その間，電解質（塩分：0.1 ～ 0.2％ 程度）の入った水分をしっかりと摂取させれば，通常は徐々に回復する．症状が進行したり，嘔気や嘔吐によって口からの水分摂取が困難な場合には点滴治療が必要となる．

② **熱けいれん**は水分と電解質不足が原因であるため，塩飴など塩分を含んだ食べ物や飲料（塩分 0.9％ 程度）を補給すれば回復する．経口摂取が困難な場合には，点滴による塩分，電解質の補給を行う．痙攣はストレッチによって改善する．

④ **熱射病**の場合には生命に危険を及ぼす状態であるため，原則的に医療機関へ救急搬送することを考慮する．特に，高体温で意識状態が悪い場合には早急な対応が必要となる．現場の応急処置として体を冷やすことが最も重要なので，冷やしたタオルなどを大血管が表層を通る頸部，腋窩部，鼠径部（太ももの付け根）に氷嚢などを当てる．

【環境温度の評価：WBGT（湿球黒球温度)】

WBGT は，1954 年にアメリカで熱中症を予防することを目的として考案された指標で，その値は気温とは異なり，人体の熱収支に与える影響の大きい ① 湿度（湿球温度），② 輻射熱（黒球温度），③ 気温（乾球温度）の三つを取り入れて算出し，屋外と屋内とでは計算式が異なる．日本スポーツ協会では，この WBGT 基準に熱中症予防運動指針を作成して，暑熱下の運動実施に対して注意を促している（図 4-53）．

屋外：WBGT ＝ 0.7 ×湿球温度＋ 0.2 ×黒球温度＋ 0.1 ×乾球温度
屋内：WBGT ＝ 0.7 ×湿球温度＋ 0.3 ×黒球温度

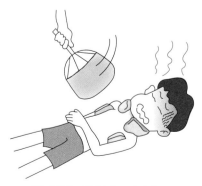

図 4-51　熱射病の応急処置

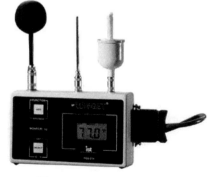

図 4-52　WBGT 測定装置

WBGT℃	湿球温℃	乾球温℃		
			運動は原則中止	特別の場合以外は運動を中止する．特に子どもの場合には中止すべき
31	27	35		
▲▼	▲▼	▲▼	厳重警戒 (激しい運動は中止)	熱中症の危険性が高いので，激しい運動や持久走など体温が上昇しやすい運動は避ける．10〜20 分おきに休憩をとり水分・塩分を補給する．暑さに弱い人は運動を軽減または中止．
28	24	31		
▲▼	▲▼	▲▼	警　戒 (積極的に休憩)	熱中症の危険が増すので，積極的に休憩をとり適宜水分・塩分を補給する．激しい運動では，30 分おきくらいに休憩をとる．
25	21	28		
▲▼	▲▼	▲▼	注　意 (積極的に水分補給)	熱中症による死亡事故が発生する可能性がある．熱中症の兆候に注意するとともに，運動の合間に積極的に水分・塩分を補給する．
21	18	24		
▲▼	▲▼	▲▼	ほぼ安全 (適宜水分補給)	通常は熱中症の危険は小さいが，適宜水分・塩分の補給は必要である．市民マラソンなどではこの条件でも熱中症が発生するので注意．

図 4-53　熱中症予防のための運動指針（日本スポーツ協会）

第5章

アスレティックリハビリテーション

アスレティックリハビリテーション

1 アスレティックリハビリテーション概論

　リハビリテーションは，メディカルリハビリテーションとアスレティックリハビリテーションに分類される．メディカルリハビリテーションは主に医療機関で実施され，社会復帰を目的とするのに対して，アスレティックリハビリテーション（以下アスリハ）は主にスポーツ現場で実施され，スポーツ傷害などで競技から遠ざかっているアスリートを，より早期に，より安全に，より競技力が高い状態で現場に復帰させることを目的とする．さらに，アスレティックリハビリテーションの目的には，障害予防，再発予防およびパフォーマンスの向上も含まれるため，スポーツ傷害を包括的に理解する幅広い視点が必要である．

　アスリハを安全かつ効果的に実施するためには，医学，運動学，心理学，トレーニング科学，リハビリテーション科学など幅広い知識が大切である．さらに，医師，理学療法士，アスレティックトレーナー，監督，コーチ，家族やチームメートなど，アスリートを取り巻く多くの人たちと情報を共有・交換するコミュニケーション能力も必要とされる．

2 アスレティックリハビリテーションの流れ

　アスリハを実施する際には，①情報収集，②評価，③統合と解釈，④問題点の抽出，⑤目標設定，⑥アスリハプログラムの立案と実施，⑦効果判定　の流れを適切に行う必要がある（図5-1）．

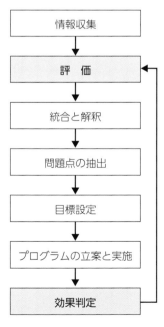

図5-1　アスレティックリハビリテーションの手順

❶ 情報収集

　アスリハプログラムを立案・実施するために，事前に傷害や競技に関わる情報を収集する．医師から医学的情報（診断名，重症度，予後，復帰時期，禁忌事項など），監督やコーチから復帰時期の要望など，競技に関わる情報を収集する．これらの情報を適切に収集することで，アスリハにおける目標設定とリスク管理ができる．

❷ 評　価

　安全で効果的なアスリハプログラムを立案する上で，評価を適切に実施することは非常に重要である．評価には，①問診，②視診，③触診，④整形外科的テスト，⑤柔軟性，⑥筋力・筋持久力，⑦形態計測，⑧アライメント測定，⑨協調性が含まれる．これらの評価が持つ意味を理解し，各スポーツ傷害に対して必要な評価を選択し実施しなければならない．また，アスリートへの負担を減らすためにも評価をすばやくかつ正確に行える十分な技術や能力を習得する必要がある．

（1）問　診（表5-1）

　アスリート自身の主訴，医学的情報および競技に関する情報を収集する．主訴から具体的に何が問題となっているかを確認する．また，アスリハを進める上での希望なども確認する．傷害を具体的に把握するために医学的情報として現病歴を聴取する．痛みのある部位，受傷機転（接触の有無，力が加わった方向など），痛みの特性（持続的か周期的か，痛い時間帯など），感覚障害の有無，既往歴などを確認することで傷害の種類を予測できる．

　また，診断名，手術の有無，受傷後の経過といった情報は，予後予測やリスク管理をする上で重要な情報である．競技特性を考慮したプログラムを立案するために，競技に関する情報（種目，競技レベル，ポジションなど）を聴取する．また，チームスポーツでは，復帰時期はチームの状態（けが人の数，けがをした選手の重要性など）や試合の時期などの影響も受けるため，チーム状況やスケジュールなども把握しておく必要がある．

表 5-1　問診の内容

医学的情報	競技に関する情報
・部位 ・受傷起点（接触の有無，力が加わった方向，音など） ・痛みの特性（周期的か，いつ痛いか，痛く／楽になる動作など） ・感覚障害 ・経過（受傷後何日か，症状の変化など） ・既往歴 ・禁忌	・種目 ・ポジション（必要な能力，特徴的プレー，得意／苦手なプレーなど） ・競技歴 ・競技レベル（レギュラー，代表クラスなど） ・スケジュール（試合や合宿の時期，練習日程など） ・チーム状況〔けが人の数，立ち位置（キャプテンなど）〕

（2）視　診

　視診の目的は，目に見える問題やアライメントおよび動作の異常を捉え，傷害の程度と原因を予測することである．患部の状態を把握するために，炎症症状（発赤，腫脹），変色，変形，筋萎縮を確認する．また，アライメントとして静的アライメントと動的アライメントを確認する．静的アライメントでは立位姿勢を確認する．正常な立位姿勢は，前額面上では，後頭隆起，椎骨棘突起，殿裂，両膝関節の中心，両内果の中心が一直線上に位置

する（図 5-2a）．矢状面上では，耳垂，肩峰，大転子，膝関節の前方，外果の前方が一直線上に位置する（図 5-2b）．動的アライメントとしてスポーツの基本動作であるスクワット姿勢を観察する．ランジやスクワットの代表的な異常動作として，"knee in toe out" がある（図 5-3）．"knee in toe out" は，膝前十字靱帯損傷や鵞足炎などのスポーツ傷害の原因となる肢位とされている．

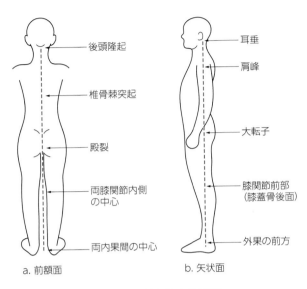

a. 前額面　　　　b. 矢状面

図 5-2　基本的立位姿勢

a．前額面，b．矢状面．各ランドマークの位置を確認する．理想的な立位姿勢では各ランドマークが一直線上に並ぶ．

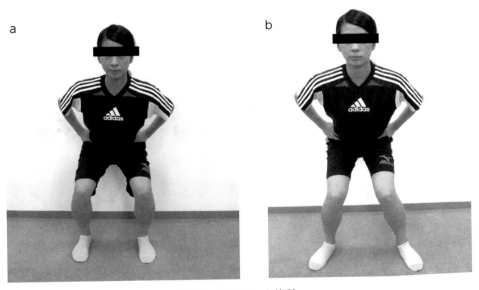

図 5-3　スクワット姿勢

a．適切なスクワット姿勢．膝関節と足部の向きが一致している．また，膝関節屈曲，股関節屈曲，体幹の前傾が適切に生じている．

b．異常なスクワット姿勢．膝関節が内，つま先が外を向いている（knee-in toe-out）．膝関節傷害の原因となりやすい姿勢．

（3）触　診

　触診は患部に直接触れるため，細心の注意を払う必要がある．炎症所見（熱感，腫脹），圧痛，変形，筋緊張を確認し，傷害部位を限定する．触診を行う際には必ず健側および患部から遠い部位から検査を始め，不必要なストレスを与えないようにすることがコツである．また，健側と比較することで患部の状態をより詳細に把握することが可能である．

（4）整形外科的テスト

　整形外科的テストを用いた確定診断は医師によりなされるが，アスリハを実施する上で整形外科的テストを理解していることは重要である．整形外科的テストは傷害の重症度の把握や関節の不安定性の評価に利用できる（図5-4）．また，ストレステストや不安定性テストの結果は，受傷部位のテーピングの巻き方や強さなどを考える上でも重要な情報を提供してくれる．

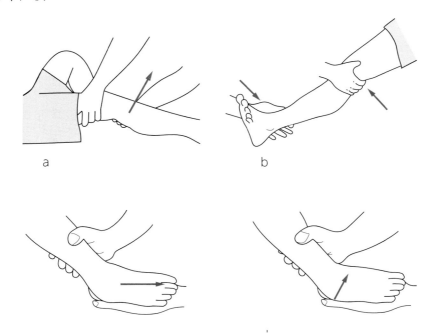

図5-4　整形外科的テスト

a. Lachman テスト：前十字靱帯のテストであり，大腿骨を固定した状態で下腿を前方方向へ引き出す．
b. 膝関節外反ストレステスト：膝内側側副靱帯のテストであり，大腿骨を固定した状態で下腿に外反ストレスを加える．
c. 足関節前方引出テスト：前距腓靱帯のテストであり，下腿を固定した状態で足部を前方へ引き出す．
d. 足関節内反ストレステスト：踵腓靱帯のテストであり，下腿を固定した状態で踵骨に内反ストレスを加える．

（5）柔軟性の評価

　肉ばなれなどのスポーツ外傷後には柔軟性が低下し，柔軟性の改善が不十分な状態での競技復帰は再発の原因となる．また，ハムストリングスなどの柔軟性の低下は腰痛の原因となる．そのため，柔軟性を正確に測定することは，傷害予防やスポーツ外傷後の競技復帰において重要な情報となる．柔軟性を測定する方法として関節可動域測定とタイトネステスト（図5-5）がある．関節可動域測定の方法は，日本整形外科学会，日本リハビリテーション医学会によって定められたものを利用する．

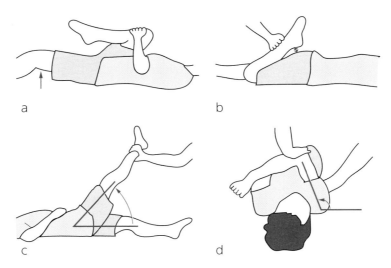

図 5-5　タイトネステスト

a. Thomas テスト：腸腰筋のタイトネステスト．タイトネスがあれば検査側（左）の股関節が屈曲位となる．
b. 踵殿間距離：大腿四頭筋のタイトネステスト．踵と殿部の距離を測定する．
c. SLR テスト：ハムストリングスのタイトネステスト．
d. 水平屈曲テスト：肩関節後方のタイトネステスト．肩甲骨を固定した状態で水平屈曲可動域を測定する．反対側との可動域の差を確認する．

（6）筋力・筋持久力

　筋力の改善や向上はアスリハの中心的課題となるため，筋力を正確に測定することは効果的なプログラムを立案する上で不可欠である．スポーツ現場で筋力を測定するためによく用いられる方法として，徒手筋力検査がある．日本では Daniels & Worthingham の徒手筋力検査法が広く用いられている[4]．

　筋力測定では，筋力の大きさだけでなく，左右差，拮抗筋とのバランスなども確認する．また，筋持久力は筋力測定を繰り返し行い，疲労により筋力が低下する回数や時間を計測することで評価可能である．すべての測定において痛みの発生には十分に注意し，痛みがないことを確認した上で測定を行う（図 5-6）．

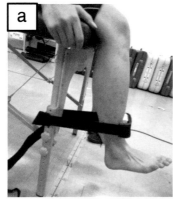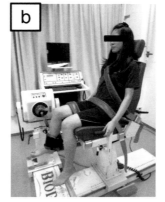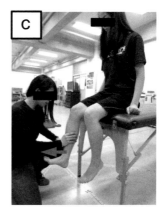

図 5-6　大腿四頭筋の筋力測定の方法
a. 徒手筋力計を用いた筋力測定，b. 等速性筋力測定計を用いた筋力測定，c. 徒手による筋力測定．

（7）形態計測

　身長，体重，周径（図 5-7），四肢長（図 5-8）などを計測する．体重や周径の変化を測定することで筋萎縮の程度や栄養状態を把握することができる．また，筋力トレーニングを継続することで周径が増加するため，その効果を確認するために使用することもできる．四肢長の中でも，棘果長と転子果長を測定することで脚長差の有無および脚長差の原因が股関節に由来するものかを判断することができる．

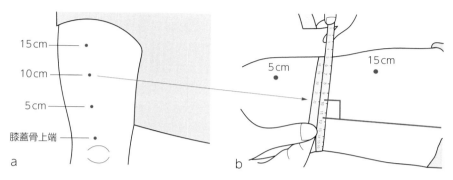

図 5-7　大腿部の周径測定

a. 周径測定を行う位置をあらかじめマークする．膝蓋骨上端，上端から近位 5 cm，10 cm，15 cm をマークする．反対側との差を確認する．膝蓋骨上端は膝関節の炎症の程度，近位 5 cm は内側広筋の萎縮の程度，10 cm 以降は大腿四頭筋の萎縮の程度を反映している．

b. 近位 5 cm での測定．大腿の長軸と直角にメジャーを当て，メジャーを締めすぎないよう注意する．

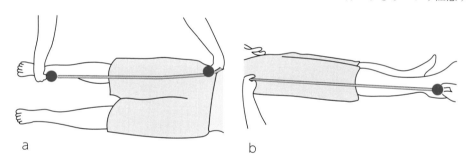

図 5-8　下肢長の測定

a. 棘果長．上前腸骨棘と内果の距離を計測する．脚長差に股関節が関与していると考えられる場合に用いる．

b. 転子果長．大転子と外果の距離を計測する．

❸ 統合と解釈・問題点の抽出

　評価の結果を基に問題点を抽出する．問題点は優先順位を設定することで明確化され，効率的なプログラムを作成することができる．不足している評価があれば，再度，評価を実施する必要がある．また，プログラムを進行する上でのリスクを可能な限り抽出する．

❹ 目標設定

　障害の重症度，競技特性，競技レベル，試合までのスケジュールなどを考慮して具体的に目標を設定する．復帰時期は可能な限り早期に設定し，予想される経過と到達目標を

アスリートに説明する．また，不完全な状態での競技復帰は，再発や後遺症の原因となることも併せて説明する必要がある．

❺ アスレティックリハビリテーションプログラムの立案と実施

これまでの過程で抽出された問題を解決し目標を達成するために，段階的なアスリハプログラムを立案する．プログラムは障害の治癒過程を最優先すべきであり，症状の増悪や再発などのリスクを十分に管理しなければならない．また，競技から離れている期間に患部外の筋力低下などが発生するのを防ぐために，患部外トレーニングや持久力トレーニングも積極的に行う必要がある．アスリハの手段には，運動療法，物理療法，装具療法などが含まれる．中心的なプログラムとなる運動療法に関しては後述する．

❻ 効果判定

プログラム実施前後での変化を評価し，プログラムがどのような効果を与えたかを確認する．効果判定の結果次第ではプログラムを大きく変更する必要が生じる場合がある．

3 ▶ 運動療法

運動療法はアスリハの中心であり，筋力，関節可動域，協調性（バランス）などの改善と強化を目的とする．運動療法を実施する際には患部の状態を十分に把握し，①リスク管理，②競技特性の考慮，③再発予防，④患部外の機能の維持・向上　を念頭に置いて実施する．

❶ 筋力トレーニング

（1）概　要
損傷を受けた筋には，痛みや腫脹などにより筋力発揮が抑制されることで筋萎縮が生じる．筋力低下の予防と改善は，競技復帰および傷害予防の両方の観点から重要となる．

（2）患部の筋力トレーニング
筋力トレーニングを実施する前に患部の症状を確認する[2]．急性の炎症所見（腫脹，熱感，発赤），痛風，骨折，関節軟骨損傷，易疲労性疾患，高血圧症がある場合には筋力トレーニングを実施すべきではない．

アスリハを安全かつ効果的に進めるためには，トレーニングの負荷を段階的に増加させ，障害の回復段階に応じたプログラムを実施することが重要である．患部への筋力トレーニングは原則として痛みのない範囲で行い，低負荷，低回数で関節運動を伴わない筋力発揮（等尺性収縮）から開始する．患部の炎症反応が減少し，関節を動かしても痛みがないことが確認できれば，関節運動を伴う筋力発揮（等張性収縮）のトレーニングへと移行する．患部への荷重が可能となればスクワットやランジを開始する．これらの自己トレーニングが十分に行えるようになれば，ダンベルやバーベルを用いたトレーニングを開始する．

表 5-2　筋力トレーニングが禁忌となる場合

・急性の炎症所見（腫脹，熱感，発赤）
・痛風
・骨折
・関節軟骨損傷
・易疲労性疾患
・高血圧症

（3）患部外の筋力トレーニング

　競技から離脱することで生じる患部外の筋力低下を防ぐために，受傷後早期から患部外の筋力トレーニングを実施する．筋力が低い部位は強化し，再発予防やパフォーマンスの向上を行う．

　患部外トレーニングの具体例として，下肢の障害では体幹（腹筋，背筋など）や上肢（ベンチプレス，アームカール，ラットプルダウンなど）の筋力トレーニングを実施する．また，アッパーサイクルを使用することで，下肢を使わずに全身持久力の向上を図ることができる（図 5-9）．上肢の障害では股関節（アウフバウなど，図 5-10），膝関節（レッグカール，レッグエクステンションなど）および足関節（カーフレイズ，チューブトレーニングなど，図 5-11）の筋力トレーニングを実施する．ランニングが可能であれば，積極的にランニングメニューを取り入れる．また，競技種目によっては，ボールコントロールなどの競技能力を維持するために，競技動作を取り入れた患部外トレーニングも実施する必要がある．

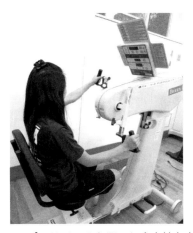

図 5-9　アッパーサイクルを用いた全身持久力のトレーニング

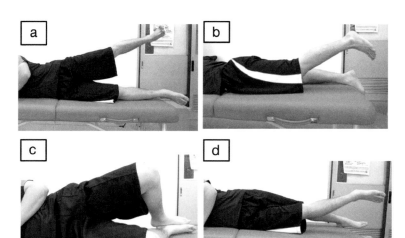

図 5-10　股関節周囲の筋力トレーニング

a．股関節外転のトレーニング，b．股関節伸展のトレーニング，c．股関節外旋のトレーニング，
d．股関節内転のトレーニング．

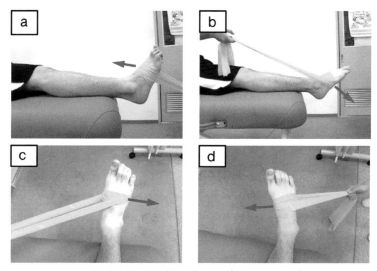

図 5-11　足関節のチューブトレーニング

a．足関節背屈のトレーニング，b．足関節底屈のトレーニング，c．外返しのトレーニング，d．内返し
のトレーニング．

❷　関節可動域運動

（1）概　要

　関節可動域とは関節が有効に動く範囲のことであり，傷害発生後の不動により関節可動
域制限が生じる．関節可動域制限は代償動作の原因となるため，トレーニング効果の低下
や再発のリスクとなる．したがって，関節可動域制限を改善するためのアプローチをアス
リハ早期から実施する必要がある．

（2）関節可動域制限の改善

　関節可動域を適切に改善するために，関節可動域運動を実施する．関節可動域運動は必ず疼痛自制内で実施する必要があり，関節を動かした際に痛みが生じる場合には関節可動域運動を行うべきではない．関節可動域運動は自動運動や自動介助運動（図 5-12）から開始し，痛みなく最大可動域が確保された段階から静的ストレッチングによる関節可動域の改善を図る．静的ストレッチングの詳細については 3 章を参照のこと．また，関節可動域運動の前に温水浴やホットパックにより対象部位の温度を上げておくことで，効果的に関節可動域運動を実施することが可能となる．ただし，患部に炎症所見（熱感など）がある場合には，温熱刺激は原則禁忌となるため，温熱刺激を与える前に患部の状態を詳細に確認しておく必要がある．

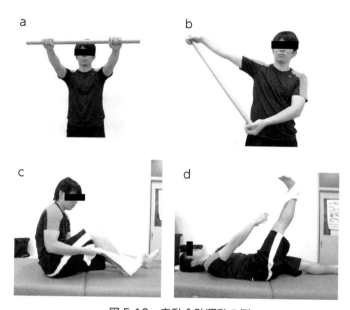

図 5-12　自動介助運動の例
a. 肩関節屈曲，b. 肩関節外転，c. 膝関節屈曲，d. SLR.

❸ バランストレーニング

（1）概　要

　バランスとは一般的に用いられる言葉であり，広義には姿勢平衡という．バランスは静的バランス（静的な状態での姿勢保持）と，動的バランス（動的な状態での姿勢保持）に分類される．姿勢を保持するためには，重心を支持基底面内に保つことが重要である．

（2）バランス能力の確認

　バランストレーニングを実施する前に，まずはバランス能力を確認する．静的バランス能力の検査方法として，片脚立ちによるフラミンゴテストがある（図 5-13）．バランステストでは，バランスを制御する際の左右差や代償動作（トレンデレンブルグ徴候など）の有無を確認する必要がある（図 5-14）．代償運動は姿勢保持に必要な筋力や可動域が不十分である場合に生じるものであり，代償運動が生じた状態では十分にバランストレーニングの効果を得ることができない．

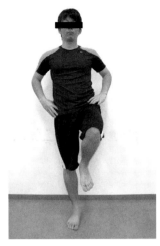

図5-13　フラミンゴテスト

30秒間でバランスを崩した回数を数える．また，トレンデレンブルグ徴候など代償動作の有無等も確認する．

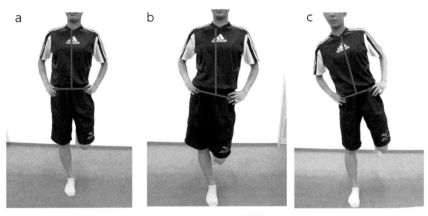

図5-14　異常動作

a. 理想的な片脚立位姿勢．骨盤の高さに左右差がなく体幹も保持できている．
b. トレンデレンブルグ徴候．遊脚側の骨盤が下降する．中殿筋の筋力低下により生じる．
c. Duchenne徴候．立脚側へ体幹が傾斜する．中殿筋や体幹の筋力低下により生じる．

（3）段階的なバランストレーニング

　バランストレーニングを実施する前に患部への荷重量を把握しておく．立位でのバランストレーニングを実施するためには，患部への全荷重が許可されている必要がある．患部への荷重が許可され，立位でのバランストレーニングが可能であれば，まずは両脚でのバランストレーニングを行う．両脚であってもRomberg肢位やMann肢位などのように，支持基底面を狭くすることでバランストレーニングを行うことはできる（図5-15）．両脚でのバランストレーニングを代償なく行うことができれば片脚立位へと移行する．

　それぞれのバランストレーニングと不安定面，閉眼，ボールキャッチなどの外乱刺激を組み合わせることで難易度を調整することができる．代償動作が生じている状態でのバランストレーニングは傷害発生の原因となる可能性があるため，難易度を上げる際には代償

動作が生じていないことを必ず確認する．また，バランストレーニングに競技動作を組み合わせることも重要であり，常に競技に近い環境づくりを意識してトレーニングを実施することで，よりスポーツ競技に適したバランストレーニングが可能となる．

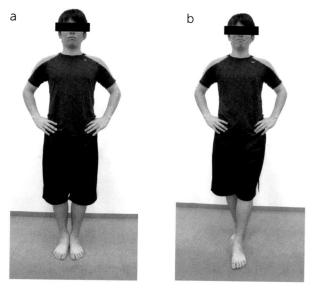

図 5-15　立位でのバランストレーニング
a Romberg 肢位．両足を揃えて立位をとる．
b Mann 肢位．左右の足を一直線状に前後に開く．左右の足を入れ替え，比較する．

参考文献───
1) アスレティックトレーナー専門科目テキスト第 5 巻検査・測定と評価．日本スポーツ協会，2008.
2) アスレティックトレーナー専門科目テキスト第 7 巻アスレティックトレーニング．日本スポーツ協会，2007.
3) 市橋則明編：運動療法学─障害別アプローチの理論と実際．文光堂，2008.
4) Helen J. Hislop, et al 著，津山直一，中村耕三 訳：『新・徒手筋力検査法原著第 9 版』．共同医書出版社，2014.

2 テーピング

1 概　要

　現在のスポーツ現場で広く取り入れられているテーピングは，19世紀頃に登場し，当初は主にアメリカの大学アメリカンフットボール選手の応急処置の際に用いられ，徐々に他の競技にも普及してきた経緯を持つ．一般的にテーピングは関節周囲にテープを巻くことで，関節の極端な動きを制御し，外傷（再発）の予防と患部の保護に役立つ．テーピングの効果は現在までさまざまな角度から検証されているが，テープによる皮膚の知覚終末を介した機能的安定性などいまだに明確な結論が出ていない領域もある．本項では関節制動を目的とした四肢主要関節のテーピング法を中心に解説する．

2 テーピングの歴史的背景

　現在スポーツ現場で幅広く使用されているテーピングの起源は，1880年代にアメリカ陸軍が足関節の靱帯を保護する目的で巻いていたという記録まで遡る（Libera 1967）．その後，大学アメリカンフットボール選手の応急処置に用いられ，アイスホッケー，サッカーなど外傷の多いコンタクトスポーツのプロ化もその普及を後押しし，普及していった．さらにアメリカでは，スポーツ現場においてアスリートのファーストエイドやコンディショニングにあたるアスレティックトレーナー資格が公的化し，テーピング法はアスレティックトレーナーには必須の手技となっている．

3 テープの種類

　テープは大きく分けて，伸縮性と非伸縮性の2種類がある．非伸縮性テープの幅は約1.25, 2.5, 3.75, 5 cm である．非伸縮性のテープの特徴としては，適切な位置に関節を保持するほかに，関節の不自然なもしくは過度な動きも制限することができる（Perrin 1995）．一方，伸縮性のテープ幅は，約2.5, 5.0, 7.5 cm であり，伸縮の度合いは種類によって若干の差がある．

　主に動きが必要な身体の部位に対して伸縮性のテープが使用されるが，パットや防具などの固定にも用いられることがある（Perrin 1995）．

　そのほかに通常のテープのような粘着力がないバンテージと呼ばれる伸縮性の布製包帯もあり，テーピングの際に用いることがある．バンテージは，患部の圧迫，RICE処置，氷嚢などを患部に固定する際にもよく使われる．

　また，伸縮性テープでもキネシオテープ®などのように関節の制動というより，筋肉などへの機能的アプローチを目的とするものもある．

4 ▶ テーピングの目的

　テーピングの目的は大きく分けて二つある．ひとつは外傷の再発も含めた発生予防と，もう一つは患部の保護である．

❶ 外傷の（再発）予防

　関節周囲にテープを巻くことで，関節の不自然で極端な動きを抑制し，捻挫などの外傷を予防することが可能になる．すでに受傷した部位もテーピングによって関節の動きを制限して再発を予防し，アスリハなどの治療中の関節も保護することが可能である．

　また，関節周囲にテープを巻くことで周囲の筋肉の機能を改善させたり，外傷によって低下した固有感覚をテープ貼付による皮膚感覚によって代償改善させたりすることで，外傷予防にも貢献できることが見込まれている．

❷ 患部の保護

　裂傷など傷周囲に絆創膏として使用したり，肉ばなれを起こした部位に巻くことで患部に圧迫を加えることができる．また，防護用パットや副木の固定などにも使用できる．

　【テープを巻くときの注意点】Prentice（2003）は，テーピングを巻く前（主に足関節に巻く際の注意事項）と，巻く際に注意すべきこととして下の点を挙げている．

（1）テープを巻く前の注意点：①足部・足関節周囲を清潔にする．②テープの粘着力を最大限にするため，なるべく余分な毛は剃る．③皮膚を保護したり，テープの付着箇所を確保するために粘着スプレーなどを吹き付ける．④一層または，できるだけ薄くアンダーラップを巻く．アンカーを巻く際は，このアンダーラップを超えて直接皮膚に巻く．⑥治療などによって温かくなったり，冷たくなった皮膚にテープは巻かないこと．

（2）テープを巻くときの注意点：①テープを関節に巻く際は，巻く部位を安定したポジションに置くこと．また筋肉の上に巻く際は，その筋肉の機能を阻害しないように気をつける．②テープを重ねて巻く際は，既に巻いてあるテープの半分に重ねる．③連続してテープを巻き続けない（1回あたり1周で終わる）．④可能な限りテープロールは手で持つ．⑤貼ったテープは指，掌などを使い，上からなぞるなどして皮膚に馴染ませる．⑥体の凹凸になるべく合わせて巻く．⑥アンカーから開始し，最後は（既に巻いたテープを）固定するテープで終了する．⑦テープの効果を最大限にする場合は，直接皮膚の上にテープを巻く．

5 ▶ 足関節のテーピング

目的：主に内外反捻挫の予防．用意するもの：3.75 cm　幅の非伸縮性テープ，ハサミ．

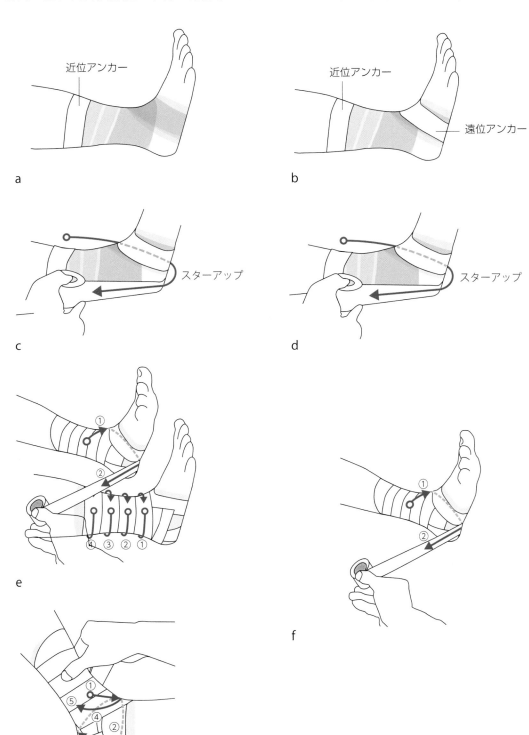

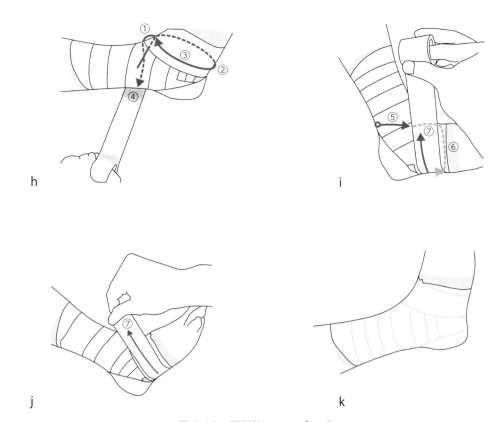

h

i

j

k

図 5-16　足関節のテーピング

＊1, 最初に足関節を背屈位 90°の角度にする．　＊2, 最初にアンダーラップを巻く場合もある．
a,b.　アンカーを近位部，遠位部の 2 箇所に巻く．　c.　スターアップは内反捻挫予防を想定する場合は内側から外側へ向かって巻く（外反捻挫予防はその逆）．　d.　ホースシューと呼ばれる足関節内外側を覆う水平のテープを巻く．　e.　下腿部側面を水平のテープで完全に覆う（サーキュラー）．　f. g.　ヒールロックと呼ばれるテープを足関節の内外側の両面から巻く．　h ～ j.　前述のヒールロックと足関節を 8 の字で巻くフィギィアエイトを組み合わせたパターン．　k.　完成図
（主に Perrin 1995 を参照）．

6　膝関節のテーピング

目的：膝周囲の靭帯（前十字靭帯や内側側副靭帯など）の保護.
用意するもの：5 cm（または 3.75 cm）幅の非伸縮性テープ 7.5 cm（また 5 cm）幅の
　　　　　　　伸縮性テープ，ハサミ.

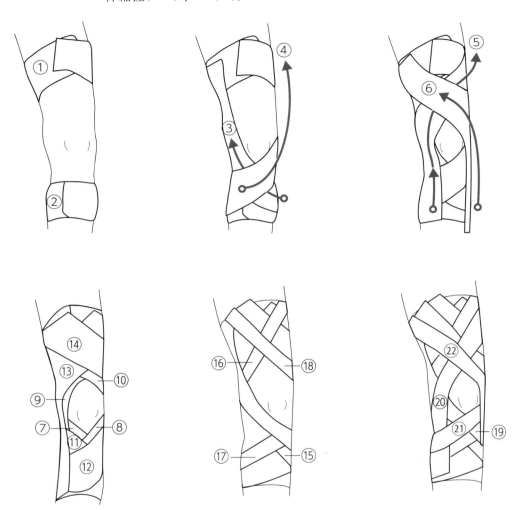

図 5-17　膝関節のテーピング

① ② 伸縮性テープにより，大腿部と下腿部にアンカーを巻く，③〜⑭ 前もって 22 〜 24cm 前後の伸縮
性のテープを 12 本用意し，③〜⑭ の手順でテープを巻いていく．⑮〜㉒ 5cm 幅の非伸縮性テープを用
いて，⑮〜㉒ の手順でテープを巻いていく.
＊ 1，最後に伸縮性テープで全体を巻いても可．＊ 2，基本的に膝蓋骨の上にテープは貼らないこと.
（Cartwright LA, Pitney WA: Protective taping and wrapping. In Cartwright LA. editor, Athletic
training for student assistants, Champaign, Ill, 1999, Human Kinetics を参考）

7　肘関節のテーピング

目的：肘外側側副靱帯の保護.

用意するもの：3.75 cm 幅の非伸縮性テープ，伸縮性テープ，ハサミ.

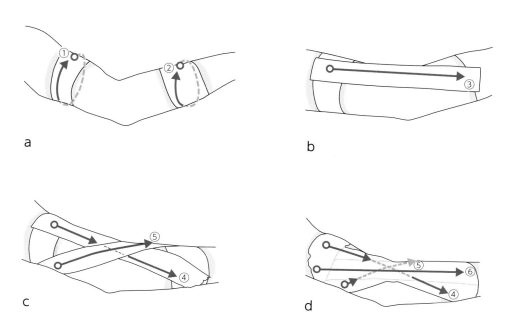

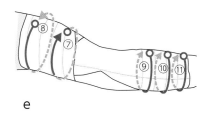

図 5-18　肘関節のテーピング

a,b. 近位，遠位のアンカーをそれぞれ非伸縮性テープで巻く. c,d. 外側側副靱帯を覆うように X 字に
テープを貼る. e. 最後両端に伸縮性テープを巻いて完成.
（Perrin 1995 を参考）

8 　手関節のテーピング

目的：手関節周囲靭帯の保護.
用意するもの：3.75 cm 幅の非伸縮性テープ，ハサミ.

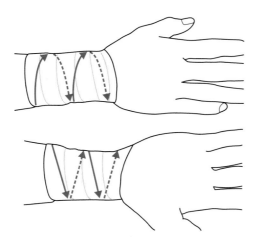

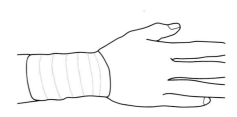

図 5-19　手関節のテーピング
非伸縮性テープで 3 ～ 4 回程度手関節周囲を巻く.
（Perrin 1995 を参考）

9 　手指のテーピング

目的：（突き指など）受傷した指の保護.
用意するもの：1.25 cm　幅の非伸縮性テープ，ハサミ.

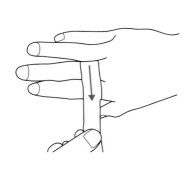

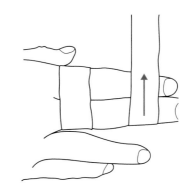

a

b

図 5-20　手指のテーピング
a, b 指の近位部，中間部にそれぞれテープを巻いて，隣接する指を副木として利用する.
この際，関節上には直接巻かないこと.
（Perrin 1995 を参考）

第6章

知っておくべき主な運動器の疾患

1　骨粗鬆症

骨粗鬆症（osteoporosis）は，「骨強度の低下を特徴とし，骨折のリスクが増大しやすくなる骨格疾患」と定義されている.

❶ 発症機序と病態

正常な骨組織では，破骨細胞による骨吸収と，骨芽細胞による骨形成が骨の新陳代謝として行われ，平衡状態が保たれて骨密度および骨質が維持されている. 骨吸収が亢進して骨形成を上回ると，骨密度が減少し，さらには骨質が劣化し骨粗鬆症になる. 骨粗鬆症は高齢の女性に多く，わが国における患者数は約 1,300 万人と推定されており，高齢化が急速に進む中でさらに増加傾向にある.

❷ 分　類

骨粗鬆症は，原発性骨粗鬆症と続発性骨粗鬆症に分類されるが，加齢や閉経などに伴う原発性の有病率が極めて高いのが現状である. 続発性の原因には，内分泌異常，栄養不良，ステロイドなどの薬剤性，麻痺や長期臥床による廃用性や先天性などがある.

❸ 合併症

骨粗鬆症では，胸腰椎の椎体圧迫骨折のほかに，大腿骨近位部（頸部・転子部）骨折，橈骨遠位端骨折，上腕骨近位端骨折などの骨折を生じやすい. これらの骨折は，高齢者の生活の質（QOL: quality of life）に悪影響を及ぼす. 特に荷重のかかる椎体や大腿骨の骨折は寝たきりの原因となる.

❹ 診　断

原発性骨粗鬆症の診断基準（2012 年度改訂版より）

低骨量をきたす骨粗鬆症以外の疾患，または続発性骨粗鬆症の原因を認めず，骨評価の結果が下記の条件を満たす場合，原発性骨粗鬆症と診断する.

Ⅰ. 脆弱性骨折[注1] あり
1. 椎体骨折または大腿骨近位部骨折あり
2. その他の脆弱性骨折があり，骨密度[注2] が YAM[注3] の 80 ％未満

Ⅱ. 脆弱性骨折なし
骨密度が YAM の 70 ％以下または − 2.5SD 以下
注 1：軽微な外力によって発生した非外傷性骨折.
注 2：骨密度は原則として腰椎または大腿骨近位部骨密度とする.
注 3：YAM（young adult mean）若年成人平均値（腰椎では 20 〜 44 歳，大腿骨近位部では 20 〜 29 歳）.

❺ 骨密度の検査法

二重エネルギー X 線吸収法（dual energy X-ray absorptiometry: DXA）：2 種類の X線を腰椎や大腿骨近位部に照射し，その吸収率から骨密度を測定する. 骨粗鬆症の診断や

治療効果の判定に有用である．ほかに超音波法（踵骨の超音波伝導度を測定），MD（micro densitometry）法（第 2 中手骨の X 線写真から骨密度を評価する）などがある．

❻ 治　療

　骨吸収抑制薬（ビスフォスフォネート）が薬物治療の中心となっているが，最近は骨形成促進薬が使用され始めた．ほかにカルシウム薬，ビタミン K，カルシトニン薬などがある．

（1）ビスフォスフォネート薬
　骨粗鬆症治療の第一選択薬として広く使用されている．破骨細胞に作用し，骨吸収抑制作用の効果が高い薬剤である．顎骨壊死，非定型大腿骨骨折の発症が問題となっている．

（2）選択的エストロゲン受容体モジュレーター（SERM）
　エストロゲン作用を臓器特異的に有する薬剤で，骨密度と骨質の改善に作用し，70 歳くらいまでの閉経後の女性に高い効果がある．

（3）活性型ビタミン D₃
　活性型ビタミン D_3 製剤は，腸管からカルシウム吸収の増加を促し，加齢に伴うカルシウム代謝障害を改善する．高カルシウム血症に注意を要する．

（4）副甲状腺ホルモン PTH と誘導体：テリパラチド
　骨芽細胞を増やす作用があり，骨形成を促進する．椎体骨折防止に強力な効果がある．皮下注射製剤で使用期間は最長 2 年間とされている．

（5）抗 RANKL 抗体製剤：デノスマブ
　ヒト破骨細胞分化促進因子（receptor activator of nuclear factor-κ B ligand：RANKL）抗体で，破骨細胞の活性化による骨吸収を抑制する．骨密度の増加と骨折リスクの低下に高い臨床効果を示す．6 ヵ月に 1 回の皮下注射投与．低カルシウム血症に注意を要する．

（6）抗スクレロスチン抗体：ロモソズマブ
　骨細胞から分泌される骨芽細胞の働きを抑制する「スクレロスチン」という糖タンパク質に結合してその働きを阻害することで骨形成を促進し，骨吸収を抑制する．1 ヵ月に 1 回，12 ヵ月間皮下注射投与する．

❼ 予　防

　予防にはカルシウムを多く含むバランスの良い食事，適度な運動，日光浴が重要である．骨密度が最も増加する成長期（10 ～ 14 歳時）に，時間をかけて強度の高い垂直荷重系の運動を行うことが骨密度を増加させ，将来の骨粗鬆症の発症予防に最も効果的であるとされる．運動により骨密度の上昇と骨折の抑制をもたらすため，転倒予防を視野に入れた運動指導が必要である．女性は閉経後には 1 日 700 ～ 800 mg のカルシウム摂取が勧められる．

| ミニコラム |

宇宙飛行士と老化の深い関係

　宇宙に行くと骨量・筋量が大幅に低下するが，これには無重力状態が影響している．地球上では1Gの重力で体を支える負荷がかかるが，無重力状態で宇宙飛行士の肉体に生じる変化は老化の症状とよく似ている．地球上でも寝たきりや，座りがち，車の利用など，重力に逆らわない生活をつづけると骨量や筋力が低下し，辛い状態に悩まされる原因になる．宇宙では大腿骨や腰椎の骨密度は1ヵ月で約1.0〜1.5％減少し，これは地球上での約10倍の速度である．宇宙での骨密度低下に対する研究は，地球上の骨粗鬆症の患者にとっても重要なテーマである．

2 　変形性関節症

　関節軟骨の変性・摩耗に伴い，軟骨下骨の硬化や骨棘形成などの反応性骨増殖を生じる疾患を変形性関節症（osteoarthritis：OA）といい，関節の疼痛と可動域制限を生じる．
　関節軟骨は軟骨細胞と軟骨基質からなり，軟骨基質の主成分はⅡ型コラーゲン，プロテオグリカンと水である．軟骨に血管はなく，組織液（関節液）の拡散によって栄養されている（☞p.2）．加齢や荷重負荷により軟骨は変性・摩耗し，軟骨下骨が露出し，徐々に関節変形をきたすようになる．変形性関節症はその原因から一次性と二次性に分けられ，一次性は年齢的変化に機械的影響が加わって生じる．二次性は先天的奇形，外傷後，感染後などが原因で発症する．すべての関節に発症しうるが，主に荷重関節である膝関節と股関節に多く生じる．非荷重関節では，手指の関節や肘関節に比較的よく発症する．

2-1 　変形性膝関節症

　わが国におけるX線学的変形性膝関節症有病者数は約2,530万人（ROAD study, 2012）で，膝は変形性関節症の最も多く発症する部位である．加齢に伴う一次性関節症の発症頻度が高いが，二次性関節症は，スポーツなどによる靭帯損傷，半月板損傷，化膿性関節炎，骨折後などに多く発生している．

❶ 症　状

　運動開始時の疼痛が特徴的であり，荷重時痛から始まり，次第に安静時痛も発症する．関節裂隙の圧痛，関節可動域制限を認める．関節水腫（膝蓋跳動），内反変形などをきたす（図6-1）．

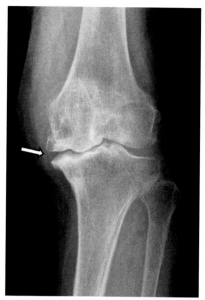

図6-1　変形性膝関節症のX線像
内側の関節裂隙狭小化および骨棘形成（矢印）.

❷ 治　療

原則的に保存療法を行うが，効果のないものや進行したものには手術療法を選択する．
（1）保存療法（生活指導・運動療法・薬物療法)
体重調整（減量），荷重を避ける，健側に杖を使用する．大腿四頭筋を中心とした膝関節周囲筋肉の筋力強化訓練，内反変形には膝支柱付サポーターや外側楔状足底板を使用して荷重軸を膝関節の外側に移動させる．薬物療法には消炎鎮痛薬の内服や外用剤，ヒアルロン酸ナトリウムの関節内注射などがあるが，どちらにも変性した関節軟骨を再生させる効果はない．
（2）手術療法
保存療法で効果のないもの，関節の変性の著しいものは手術の適応である．若年者で外側関節面の軟骨が残っている症例では脛骨高位骨切術，高齢者では人工膝関節置換術の適応になる．人工膝関節置換術は，疼痛が改善し歩行が容易になる利点が大きいが，設計上可動域は制限されるため正座はできない．膝の内側だけを人工関節に置換する片置換術という方法もある．

2-2　変形性股関節症

わが国では発育性股関節形成不全（先天性股関節脱臼・臼蓋形成不全）に続発する二次性のものが多く，欧米では一次性のものが多い．

❶ 症　状

歩行時に股関節から膝にかけての痛みがあり，進行とともに安静時痛も生じる．病状の進行に伴って股関節の可動域制限，患側の下肢の筋力低下が見られるようになる．また，

股関節の変形に伴う下肢の短縮と中殿筋の機能不全から，トレンデレンベルグ歩行と呼ばれる特徴的な跛行を呈する．

❷ 診　断

パトリックテスト（Patric test）は，仰臥位（仰向け）で患肢を開排（あぐらの格好）させて股関節に痛みを生じれば陽性と判定し，股関節病変の診断に役立つ．X線所見では股関節の関節裂隙の狭小化，軟骨下骨の硬化像，骨棘形成，骨嚢胞形成などが特徴的である．関節の状態の評価にはCT検査も有用である（図6-2）．

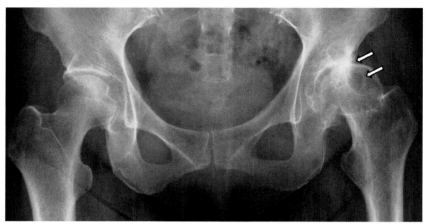

図6-2　変形性股関節症（左）のX線像
右：正常．左：関節裂隙狭小化および大腿骨骨頭の嚢胞（シスト）（矢印）．

❸ 治　療

（1）保存療法（生活指導・運動療法・薬物療法）

生活指導として長時間の歩行は避け，体重管理を行う．健側に杖を使用することを指導する．また，中殿筋を中心とした股関節周囲筋と大腿四頭筋の筋力強化を指導する．消炎鎮痛薬の内服および外用剤も痛みに対して有効である．

| ミニコラム |

寛骨臼インピンジメント（FAI）

近年，一次性股関節症の原因として大腿骨・寛骨臼インピンジメント(femoro acetabular impingement：FAI）の概念が注目されている．2003年にGantzらによって提唱された概念で，臼蓋と大腿骨頸部の形態異常に起因して，両者の接触・衝突により同部の損傷，骨棘形成，関節唇損傷などが生じ，変形性股関節症を発症する原因とされている．FAIに対する股関節鏡手術では，断裂した関節唇の部分切除，断裂部の縫合術，骨切除が行われる．専門的な手術手技が必要で，股関節症が進行する症例もあり，手術適応は慎重に決定する必要がある．

（2）手術療法

　年齢と関節変形の程度によって手術方法が異なる．関節温存手術として，前股関節症に対して骨盤骨切り術，進行期股関節症に対して外反伸展骨切り術・回転骨切り術が行われる．主に 60 歳以上の末期股関節症に対して人工股関節置換術が選択される．人工関節置換術は疼痛の軽減と歩行の改善が見られる満足度の高い手術であるが，術後の感染や脱臼に注意が必要である．長期的にはインプラントの摩耗や緩みによる再置換の可能性（約20 年）があるために注意が必要である．原則として若年者に適応はない．

3　関節リウマチ

　関節リウマチ（rheumatoid arthritis：RA）は，多発性関節炎を病気の主体とする原因不明の進行性炎症性疾患である．以前は本疾患の患者が積極的にスポーツ活動を行うことはほとんどなかったが，生物学的製剤の登場によって症状が劇的に改善し，多くの患者が健常人と同じようにスポーツ活動ができるようになっている．ただし，それをサポートする担当者はその病態をよく認識しておく必要がある．

❶ 病　態

　自己免疫疾患のひとつで，遺伝的素因に感染などの環境因子が関与すると考えられている．関節滑膜の炎症から始まり，多彩な細胞から細胞間伝達物質であるサイトカインが産生されて炎症反応および関節破壊に関与し，軟骨および骨を破壊して最終的に関節の変形をきたす．わが国では約 70 万人（有病率約 0.5 %）が罹患し，その約 80 % が女性である．

❷ 症　状

　朝の手指のこわばりや，複数の関節の腫脹・疼痛から始まる．手関節や MCP（指節中

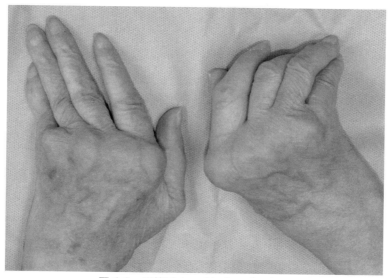

図 6-3　関節リウマチによる手の変形

手間）関節または PIP（近位指節間）関節や，膝関節，足趾（MTP）関節に好発する．症状が進行すると，関節の不安定性や可動域制限，強直や変形を生じる．手指ではスワンネック変形，ボタン穴変形，尺側偏位が特徴的である．足趾では外反母趾，槌指変形が認められる（図6-3）．

❸ 診　断

診断基準として"アメリカリウマチ学会（ACR）1987"が用いられてきたが，より早期の診断を目的に ACR/EULAR2010 分類基準（表6-1）が採択された．この新基準では，ひとつ以上の関節に腫脹を認めて他の疾患が除外される場合，以下の合計点数が6点以上を関節リウマチと診断するとするもので，医師には除外診断能力が求められる．

アメリカリウマチ学会（ACR）1987

以下の7項目中，4項目以上満たすものを関節リウマチと診断
①朝のこわばり（1時間以上）
②3つ以上の関節の腫脹
③手関節または MCP（指節中手間），または PIP（近位指節間）関節の腫脹
④対称性関節腫脹
⑤皮下結節（リウマトイド結節）
⑥リウマチ因子陽性
⑦手指あるいは手関節のX線像変化
（①から④は6週間以上認められること）

表6-1　ACR/EULAR2010 RA 分類基準
ただし，DIP，CMC，第1 MTP 関節は腫脹関節数から除く

腫脹関節数	点数
1	0
>1　大関節	1
1-3　小関節	2
4-10　小関節	3
>10　大小問わず	5
リウマトイド因子 or 抗 CCP 抗体	
陰性	0
低値	2
高値	3
罹病期間	
<6　週間	0
>=6　週間	1
急性炎症蛋白　（CRP　or　ESR）	
正常	0
異常	1

血液検査：血清学的検査としてリウマチ因子（RF）と，抗 CCP 抗体（抗シトルリン化ペプチド抗体：ACPA）を用いる．RF は，RA 患者の約80%で陽性になる．抗 CCP 抗体は，特異度が高く，早期 RA 患者でも約2/3が陽性になるため，早期診断に有用とされている．

炎症マーカーとして，C反応性蛋白（CRP）と赤沈（ESR）を用いる．血清メタロプロテアーゼ（MMP-3）や血清アミロイド A 蛋白（SAA）も活動性の指標として用いられる．

血液検査は，貧血，肝臓・腎臓の機能障害，薬の副作用の有無を調べるために重要である．

画像診断：① 単純X線像では，初めは骨萎縮だけで，炎症がつづくと骨びらん（虫食い状に欠損）や関節軟骨の消失により関節の隙間が狭くなり，さらに破壊が進むと骨どうしが融合する（骨強直）などの所見が見られる．② MRI では，関節の滑膜炎や単純X線像に変化が現れるより先に骨の変化を確認できる．また，超音波画像検査でも早期の滑膜炎症を捉えることができる．③ 定期的な胸部X線像および単純 CT によって，肺炎や結核などの感染症や間質性肺炎を診断する．

❹ 治 療

基礎療法，薬物療法，手術療法，リハビリテーションが関節リウマチの治療の 4 本柱といわれてきたが，2003 年に生物学的製剤が導入されて以来，薬物療法が目覚ましく進歩した．抗リウマチ薬（DMARDs）と生物学的製剤の使用によって，治療目標が関節の疼痛や腫脹の軽減などの症状改善から，関節破壊の進行を防止し，RA を寛解に導くことに変化した．

（1）薬物療法

① 抗リウマチ薬（disease modifying anti-rheumatic drugs: DMARDs）（合成系）

RA の免疫異常を是正し活動性をコントロールする．メトトレキサート（MTX）は，基準薬（アンカードラッグ）として推奨されている．最近，難治性の RA に対して JAK（ヤヌスキナーゼ）阻害薬が認可された．

② 生物学的製剤（biologics）

RA の関節の炎症に重要な役割をするサイトカインを選択的に抑制する．腫瘍壊死因子（tumor necrosis factor: TNF）阻害薬，抗 IL-6 受容体抗体，T 細胞の活性化抑制薬などがわが国では利用されている．生物学的製剤の最大の利点は，関節破壊抑制効果だが，その強力な効果の反面で重篤な副作用として結核・肺炎などや他の感染症の合併に注意が必要となる．

③ 非ステロイド性抗炎症薬（non-steroidal anti-inflammatory drugs: NSAIDs）

炎症を抑え，痛みを和らげる作用を持つ薬で，胃潰瘍や腎機能障害などの副作用に注意する必要がある．

④ 副腎皮質ホルモン（ステロイド）

少量の内服で強力な抗炎症効果がある．副作用には胃潰瘍，感染の悪化，糖尿病，骨粗鬆症などがあり，急速な減量や休薬で離脱症状を起こすので注意を要する．関節炎が著しい場合，関節腔内注射薬としても利用する．

（2）手術療法

RA が進行し，関節の変形をきたして日常生活が不自由になった場合には，痛みと ADL の改善を目的に手術療法が行われる．

① 滑膜切除術

早期に炎症を著しく起こしている関節の滑膜を取り除く手術で，軟骨や骨の侵食を防ぎ，変形を防止するために行われてきたが，生物学的製剤の登場により手術数は減少した．

② 人工関節置換術

関節の疼痛が改善して支持性が得られるため，歩行や ADL の改善が期待できる．近年，材質や技術の進歩により，比較的若年者にも使用可能になってきている．膝関節，股関節に多く，肘，手指，足趾などの人工関節置換術数も徐々に増加している．

③ その他の手術療法

変形のために不安定になった関節を固定する関節固定術や，脊椎の手術，変性断裂した腱の移行術なども行われる．

（3）リハビリテーション

　基礎療法としては，十分な睡眠とバランスの良い食事，心身の安静が挙げられる．関節保護指導，可動域訓練，筋力訓練，持久力訓練などのリハビリテーションは，関節の拘縮を予防し，筋萎縮を防ぐために大変重要である．

❺ 予　後

　生物学的製剤登場以降の治療法の急速な進歩により，関節リウマチ治療は"寛解"を目指す時代になり，予後は大きく改善傾向にある．ただし，病因はいまだに不明であり，今後の研究による解明と，より有効で安全な治療法の開発が期待されている．

参考文献 ───
　関節リウマチ，ナースに役立つ整形外科とリハビリテーション．p115-120，金芳堂

4 ▶ 変形性腰椎症

　変形性腰椎症（spondylosis deformance）（図6-4）は，腰椎の変形性関節症であり，腰痛，軽度の運動制限などの症状を認め，一般的に体動の初期に疼痛が強く，安静により軽快する．中年以後の男性に多い．脊椎の変形が進むと脊柱管狭窄症などの神経症状を合併する病態に進行する．

❶ 診　断

　X線所見では，椎間腔の狭小化，骨棘形成などが認められる．X線学的変形性腰椎症

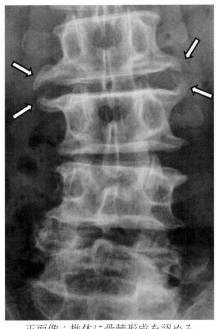
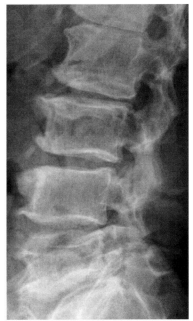

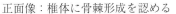
正面像：椎体に骨棘形成を認める　　　　　　側面像

図6-4　変形性腰椎症のX線像

の有病者数（ROAD study, 2012）は 3,790 万人になるが，脊椎症の X 線所見があっても無症状のことも多く，腰椎疾患の除外診断を中心に検索する．

❷ 治　療

腰部の安静，軟性コルセット，薬物療法（消炎鎮痛薬，外用剤），温熱療法，体操療法などを行う．

5　腰部脊柱管狭窄症

腰部脊柱管狭窄症（lumbar spinal canal stenosis）（図 6-5）は，主に加齢に伴う退行変性により，椎体の骨棘，椎間板の変性，黄色靭帯や椎間関節の肥厚によって脊髄や馬尾の存在する脊柱管が徐々に狭窄し，脊髄神経や神経根が圧迫されて神経症状を呈する．高齢者に多く発症する．

❶ 症　状

歩行中に腰や下肢がしびれて痛みで歩けなくなり，座るか腰を前屈すると症状が軽くなり再び歩行できるようになることを繰り返す "間欠跛行" が特徴的な神経症状である．

❷ 診　断

MR 画像で硬膜管が圧迫を受けて狭窄している所見を確認する．間欠跛行を生じる閉塞性動脈硬化症との鑑別が重要で，脊柱管狭窄症では足背動脈の拍動は正常に触知でき，腰

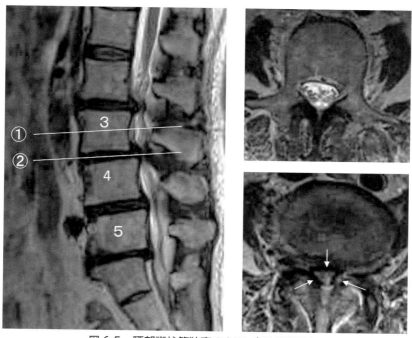

図 6-5　腰部脊柱管狭窄の MRI（T2 強調像）

椎間板変性，椎間関節および靱帯肥厚により脊柱管の狭窄を認める（矢印）
左：矢状断像，右上：① L3 横断像，右下：② L3/4 横断像

椎前屈位で症状が軽快するのが特徴である．閉塞性動脈硬化症では，下肢動脈の狭窄によって上下肢の血圧差が大きく，足部の冷感などを呈する．

❸ 治　療

腰部の安静，腰椎前彎の軽減（押し車による歩行），体操療法などがある．血管拡張効果のあるプロスタグランディン製剤の内服や硬膜外ブロック注射も効果がある．歩行距離が短くなり日常生活が困難な場合は，手術療法の適応となる．一般的に腰椎椎弓切除術によって，後方から脊柱管を広げて脊髄神経の除圧を行う．最近では顕微鏡や内視鏡を利用した低侵襲手術が行われている．脊椎不安定性のある動的な狭窄を伴う状況では，インスツルメンテーションを用いた脊椎固定術を併用する場合がある．

6　ロコモティブシンドローム

ロコモティブシンドローム locomotive syndrome（略称：ロコモ，和名：運動器症候群）は，主に加齢による運動器の障害やサルコペニア（筋力低下）によって移動能力の低下をきたした状態をいう．日本は**超高齢化社会**①を迎え，転倒予防による**健康寿命**②の延伸の重要性を説いて日本整形外科学会が 2007 年に提唱した新しい病名である．locomotive は"運動の・移動力のある"の意味とともに"機関車"という意味もあり，能動的な意味合いを持ち，歳をとることに否定的な印象を与えないように選ばれた．2013 年からの第 2次健康日本 21 では，ロコモティブシンドロームの国民認知度 80 ％を目標に，国や日本整形外科学会，運動器の 10 年日本委員会などが中心となって啓発活動を推進している．

〔用語解説〕
① **超高齢化社会**…65 歳以上の高齢者の占める割合が全人口の 21 ％を超えた社会．
② **健康寿命**…心身ともに自立して日常生活ができる生存期間．

❶ 病　態

運動器とは，骨・軟骨・筋肉・靭帯・神経系などが含まれる．高齢化に伴い，骨の脆弱化により骨粗鬆症を，関節軟骨の変性を基盤として関節症を，椎間板や椎体の変性を基盤として脊椎症を発症する．ロコモは高齢者の運動障害を移動能力の視点から見た概念であり，進行すると介護が必要なリスクを高める．介護が必要になった理由の第 1 位は脳卒中 21.5 ％であるが，関節疾患 10.9 ％と骨折・転倒 10.2 ％を加えると 21.1 ％になり，サルコペニアを合わせると運動器障害は要介護の最大の原因になっている．日本人の平均寿命は，平成 30 年に男性 81.25 歳，女性 87.32 歳でともに 80 歳を超え，健康寿命との差はおよそ男性 9 年，女性 12 年である．ロコモには，健康寿命を延ばして介護予防を行うことで個人の健康度を高める目的のみならず，医療費や介護費の抑制をめざす社会的啓発の目的が含まれている．

❷ 診　断

【7つのロコモチェック】以下の7項目のうち，一つでもあてはまればロコモの心配があると判断する．
  1．片脚立ちで靴下がはけない．
  2．家の中でつまずいたりすべったりする．
  3．階段を上がるのに手すりが必要である．
  4．家のやや重い仕事が困難である．
  5．2 kg 程度の買い物をして持ち帰るのが困難である．
  6．15 分くらいつづけて歩くことができない．
  7．横断歩道を青信号で渡り切れない．

【3つのロコモ度テスト】年齢相応の移動機能を維持できているかを調べる詳細な検査．
1．立ち上がりテスト（脚力を調べる）：片脚または両脚で，決まった高さから立ち上がれるかどうかで脚力を測る．10・20・30・40 cm の台を用意して，まず40 cm の台に腰かけ，反動をつけずに立ち上がり，3秒間保持する．両脚で立ち上がれたら，片脚でテストする．左右とも片脚で立ち上がれた1番低い台の高さを測定結果にする．片脚で立ち上がれない場合は，両脚で立ち上がれた1番低い台の高さを測定結果にする．
2．2ステップテスト（歩幅を調べる）：2歩幅（cm）÷身長（cm）＝2ステップ値．
3．ロコモ 25（身体の状態，生活状況を調べる 25 の質問表）．

❸ 予　防

ロコモーショントレーニング（ロコトレ）：転倒・骨折予防
  ① バランス能力をつける：つかまるものがある場所で"開眼片脚立ち"を左右1分間ずつ1日3回行う．
  ② 下肢筋力をつける："スクワット"を深呼吸するペースで5〜6回繰り返す．1日3回行う．ロコトレを毎日続けること，および歩行を中心とした適度な運動も取り入れることが重要である．
また，筋肉を作るための動物性タンパク質，骨を作るためのカルシウムを多く含んだバランスの良い食事も大切である．

❹ 予　後

ロコモと関係の深い疾患を下記に列挙する．
• 運動器不安定症（MADS: musculoskeletal ambulation disability symptom complex）「高齢化により，バランス能力および移動歩行能力の低下が生じ，閉じこもり，転倒リスクが高まった状態」と診療報酬に規定された疾患名．
• 変形性関節症（股関節・膝関節）• 変形性脊椎症• 腰部脊柱管狭窄症
• 骨粗鬆症（胸腰椎圧迫骨折，大腿骨近位部骨折など含む）• 関節リウマチ
• 脊髄障害（頚部脊髄症，脊髄損傷）• 神経・筋疾患• 下肢切断後
• 長期臥床後の運動器廃用
• サルコペニア（ミニコラム参照）

- フレイル（ミニコラム参照）

｜ミニコラム｜

ロコモとサルコペニア・フレイル

　ロコモティブシンドローム（ロコモ）は，健康日本21（第2次）において，変形性関節症などの整形外科疾患をベースに下肢筋力の低下を中心とした運動能力の低下を規定するために策定された日本特有の概念病名であり，立ち上がりテストや2ステップテストなどの診断基準も下肢筋力低下を評価する簡便な方法として日本で考案されたものである．加齢に伴う筋力低下による運動能力や移動能力の低下は，日本だけではなく世界的にも問題視されており，サルコペニアやフレイルという概念病名が広く認知されるようになってきている．ロコモ・サルコペニア・フレイルともに基本的には筋萎縮に伴う下肢を中心とした筋力の低下を問題視している点では一致しているが，概念が少し異なる．サルコペニアは，サルコ＝筋肉＆ペニア＝減少という言葉の意味からも理解できるように，筋肉量の減少とそれに伴う筋力低下を生じた状態のことを表しており，握力低下や歩行速度の低下と体組成計測による筋肉量減少によって評価する．ロコモは，このサルコペニアが種々の整形外科疾患をベースに生じてくる病態として整理できる．これに対してフレイルはもう少し大きく運動能力低下をとらえており，サルコペニアをその状態のひとつの"身体的フレイル"として区分し，さらに独居・貧困など社会とのつながりの減少である"社会的フレイル"と抑うつや認知症などによる"精神的フレイル"をも含めた幅広い運動機能低下を総称している．近年では，口腔機能の低下からくる栄養状態の悪化なども運動能力低下に関係するとして，歯科医学会を中心にオーラルフレイルの概念も提唱されている．

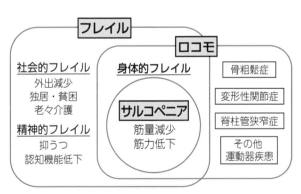

ロコモ・サルコペニア・フレイル概念図

第7章

生活習慣病とメタボリックシンドローム

1 ▶ 概　論

　世界的にトップレベルの日本人の平均寿命は，厚生労働省が公開した「2018 年（平成 30 年）簡易生命表」によればさらに過去最高を更新して，男性は 81.25 歳，女性は 87.32 歳となっている．死亡原因のトップを占める悪性新生物（ガン）による死亡率が下がったこと，心疾患と脳血管疾患の死亡率が下がったことが主な要因と考えられており，その背景には医療の進歩があることは自明の理である．

　ただし，2016 年（平成 28 年）の健康寿命（☞ p.202）は男性 72.14 歳・女性 74.79 歳で，同年における平均寿命（男性 81.09 歳，女性 87.09 歳）と健康寿命の差は男性 8.95 年・女性 12.30 年であり，介護などが必要となる期間（いわゆる「不健康な期間」）がまだまだ長いことを示している．この期間を短縮することが，急速に高齢化の進むわが国の健康医療政策の喫緊の課題として，2000 年には「21 世紀における国民健康づくり運動（健康日本 21）」の施策を発表，2002 年には健康増進法を制定し，国民の健康寿命の延伸を目指している．

　「不健康な期間」の代表的な状態である“要介護・寝たきり”の主な原因は，脳血管障害・認知症，転倒骨折・関節疾患であり，前者の脳血管疾患・認知症の発症には糖尿病や脂質代謝異常などの生活習慣病が大きく関係している．生活習慣病の多くが栄養過多や運動不足による肥満をベースに発症していることから，その発症予防や早期発見早期治療を目途に国はメタボリックシンドロームという政策病名を策定し，特定検診や特定保健指導によって健康寿命の延伸を図っている．さらに転倒骨折・関節疾患は年齢とともに筋力が衰え，転倒のリスクが上がることが問題であることから，2013 年からの健康日本 21（第 2 次）の実施に合わせてロコモティブシンドローム（運動器症候群）（☞ p.202）という政策病名を策定して，下肢を中心とした運動器の衰えの早期発見および予防に役立たせようとしている．本項では，知っておくべき主な生活習慣病とメタボリックシンドロームについて概説する．

2 ▶ 糖尿病

　電気でモーターが動き，ガソリンでエンジンが動いて自動車が走るように，人が活動をするためにもエネルギーが必要である．人のエネルギーの原料は，主に炭水化物が分解されて生成されるブドウ糖などの糖質であり，細胞がそれらの糖質を細胞内に取り込んで ATP（アデノシン三リン酸）を生成し，化学反応でリン酸基が外れる時に発生するエネルギーを筋収縮などに利用して活動する．

　口から摂取した糖質は消化管（主に小腸）から吸収され，血液の中に入る．それらの糖質は血管内を流れ体中の細胞に取り込まれていく．その際にインスリンが糖質の細胞内への取り込みを促し，さらに肝臓の糖産生を抑制し，血糖値をコントロールする働きをしている．インスリンは，膵臓のランゲルハンス島とよばれる細胞群にある β 細胞から血糖値に応じて分泌される．

　糖尿病は，このインスリンが不足したり（分泌低下），インスリンに対する細胞の反応が低下したり（インスリン抵抗性）することで，血糖値が適正値よりも高くなることによ

って発症する．糖尿病はその病態から，Ⅰ型糖尿病とⅡ型糖尿病に大別される．その他に遺伝的疾患や妊娠糖尿病などがあるが本項では割愛する．

❶ 病　態

（1）Ⅰ型糖尿病

Ⅰ型糖尿病には，自己免疫の異常により，膵臓のβ細胞に対して免疫反応が生じてβ細胞を攻撃破壊してしまうことで発症するもの（自己免疫性）と原因不明のもの（特発性）がある．自己免疫性の発症者にはGAD抗体，IAA，ICA，IA-2抗体，ZnT8抗体などが陽性である場合がある．生活習慣とは関係なく若年者でも発症し，全糖尿病患者の5%程度とされる．β細胞の減少に伴うインスリン分泌低下によって発症するため，その治療にはインスリン注射が必要になる．

（2）Ⅱ型糖尿病

生活習慣に起因する糖尿病であり，全糖尿病の95%程度にあたる．いくつかの遺伝因子をベースに過食や運動不足などの生活習慣が加わって徐々にインスリンの分泌低下や作用不足（インスリン抵抗性）が進んで発症する．そのため，若年者よりも中高年者の有病率が高く，肥満体型に発症が多い．

❷ 診　断

高血糖の持続が糖尿病の病態であることから，基本的に血糖値で診断するが，高血糖が

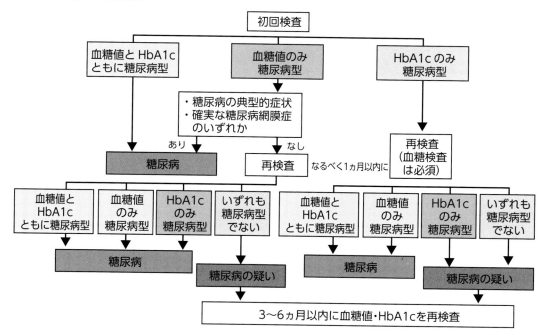

図7-1　糖尿病診断のフローチャート（日本糖尿病学会）

長期間持続することで高値になる HbA1c（ブドウ糖と結合したヘモグロビン）値も診断に利用する．血糖値 200 mg/dL 以上および HbA1c 値 6.5% 以上が糖尿病を疑う基準値に設定されており，それぞれ糖尿病型のデータとして評価する．初回検査で両データが共に糖尿病型の場合には糖尿病と診断し，どちらか一方が糖尿病型の場合には再検査を進めていくことになる（図 7-1）．病気の名称になっている尿糖（糖尿）は診断には関係ないことがわかる．

❸ 症　状

血糖値を自覚できるセンサーを人は持ち合わせていないため，高血糖を直接認識することはできない．ただ，血糖値や血中インスリン濃度は間脳の視床下部で感知されて交感神経や副交感神経を通じて膵臓に働きかけ，自身の自覚のないところで α 細胞からのグルカゴンの分泌と β 細胞からのインスリン分泌をコントロールしている．また，慢性的な高血糖が持続するようになると，口渇・多飲・多尿という糖尿病の典型的症状が現れるようになる．また，高血糖の持続は徐々に毛細血管などの細い血管から傷害されるようになり，その傷害は機能上の問題から毛細血管が多く存在する部位に機能障害を引き起こし，糖尿病性網膜症・糖尿病性腎症・糖尿病性神経症という糖尿病三大合併症と呼ばれる障害に進展する．さらに高血糖が持続すると，徐々に太い血管にまでその傷害は及ぶようになり，動脈硬化の進行から最終的には虚血性心疾患や脳血管障害という生命予後に影響する疾患を引き起こす．また，四肢の血管の動脈硬化が進行すると閉塞性動脈硬化症による末梢循環障害から壊疽を生じる（糖尿病性壊疽）．四肢では糖尿病性神経症を合併しているため，皮膚潰瘍が生じても疼痛の自覚が少なく，気づかない間に潰瘍が大きくなり，そこから難治性感染や蜂窩織炎を生じ，最終的に敗血症や多臓器不全に進展するため，四肢切断術が施行されることも少なくない．

❹ 治　療

薬物治療が進歩して，多くの治療薬があるが，原則は運動療法によるインスリン感受性の改善と食事療法によるカロリーコントロールが重要である．早期の場合にはこれだけで十分に血糖コントロールは改善する．ただし，Ⅰ型糖尿病は最初からインスリン治療の適応であるためここではⅡ型糖尿病の薬物治療について概説する．

運動療法と食事療法を 2〜3 カ月実施しても血糖コントロールが不十分の場合に薬物療法を実施する．薬物は大きくインスリンとインスリン以外の経口血糖降下薬に分類されるが，最初はインスリン以外の経口血糖降下薬を用いる．主なものにスルホニル尿素薬，ビグアナイド薬，DDP-4 阻害薬，GLP-1 受容体作動薬などがあるが，薬剤の使用は専門医の指示に従ってきちんと服薬すること，定期的な受診を欠かさないこと，必ず運動療法と食事療法を併用することが重要である．

3 ▶ 脂質異常症

脂質は人体にとって非常に重要な物質であり，脂質なくして生命の維持はない．ただし，飽食の時代で脂質の摂取が過剰になりすぎ，さらには糖質の摂取過剰によってその保

存形態として生成される中性脂肪（トリグリセリド）が体内に余剰することで，血管の粥状硬化などが進行して弊害を生じる．また，脂質の一成分であるコレステロールも性ホルモンの原料などに重要な物質であるが，過剰摂取によるその余剰が問題となる．脂質異常症は，これらの血中脂質値が正常範囲を逸脱して高値が継続することをいう．2006年までは総コレステロール値が高い（220 mg/dL 以上）場合を高脂血症としていたが，現在はコレステロールを HDL コレステロールと LDL コレステロールに分類してそのアンバランスを評価し，さらに中性脂肪高値のタイプも含めて脂質異常症として評価するようになっている．

❶ 主な脂質

（1）遊離脂肪酸

脂質として腸管から吸収されたり，脂肪組織が分解された脂肪酸で，血中では80％程度がアルブミンと結合して存在する．脂肪酸は細胞に取り込まれてミトコンドリアまで運ばれ β 酸化を受けてアセチル CoA まで代謝されて ATP 産生に利用される．

（2）中性脂肪（トリグリセリド）

グリセリンに3分子の脂肪酸がエステル結合したものを中性脂肪（トリグリセリド）という．余剰した脂質は，中性脂肪として脂肪細胞に取り込まれてエネルギー源として脂肪組織や肝臓に貯蔵される．空腹時や運動時など，エネルギーが必要となれば脂肪組織や肝臓の中性脂肪は加水分解を受けてグリセロールと脂肪酸に分解されて血中に放出されてエネルギーとして利用される．

（3）リン脂質

リン酸基が結合した脂質をリン脂質という．頭部の親水部分と尾部の疎水部による極性を持つため，脂質二重層構造を形成して細胞膜の主成分となっている．

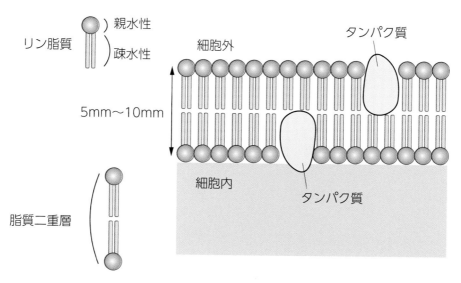

図7-2 細胞膜の構造

（4）コレステロール

コレステロール分子はステロイド骨格を持つ脂質で，体内に広く分布し，細胞膜や性ホ

ルモンの形成に必要な人体に不可欠のものである．いわゆる「善玉・悪玉コレステロール」の呼称に使われるコレステロールは，コレステロールが血管中を輸送される際のコレステロールとリポタンパク質が作る複合体を示し，コレステロール分子自体を指すものではないので混用しないことが重要である．善玉と悪玉の違いは複合体を作るリポタンパク質の違いであり，これにより血管内での働きが違うため，末梢へ脂質を運搬する働きをするものを悪玉コレステロール（LDL コレステロール），末梢から脂質を回収する働きをするものを善玉コレステロール（HDL コレステロール）と呼んでいる．

❷ 診　断

高 LDL コレステロール血症	LDL コレステロール値　140 mg/dL 以上
境界域高 LDL コレステロール血症	LDL コレステロール値　120 ～ 139 mg/dL 以上
低 HDL コレステロール血症	HDL コレステロール値　40 mg/dL 未満
高トリグリセライド(中性脂肪)血症	トリグリセライド値　　150 mg/dL 以上

（日本動脈硬化学会「動脈硬化性疾患予防ガイドライン」2012 年版より）

❸ 症　状

　糖尿病と同様に体内に血中の脂質値を感知する器官はない．そのため，自覚症状はない．脂質異常が常在すると自覚症状がないままに徐々に血管壁に脂質が沈着し，徐々に血管壁を傷つけ動脈硬化を進行させる．動脈硬化の進行から最終的には虚血性心疾患や脳血管障害という生命予後に影響する疾患を引き起こす．

❹ 予防と治療

　脂質の多い食事をとると，中性脂肪値やコレステロール値が高くなり，動脈硬化の進行を早める．特に動物性脂肪（肉や卵など）過剰摂取には注意が必要である．さらに，中性脂肪値は，糖質の過剰摂取によっても余剰した糖質が遊離脂肪酸に変換されて最終的に中性脂肪となるために上昇する．野菜などに豊富に含まれている食物繊維や魚油（不飽和脂肪酸の多い青魚の油）は，血清脂質値を下げ，動脈硬化の抑制に働く．また，運動療法は余剰した脂質の利用を促進するため当然脂質代謝異常の予防や治療には有効である．

　運動療法や食事療法でも脂質異常症の改善が悪い場合，薬物療法を考慮する．ただし，中心となる薬物療法は LDL コレステロール値を低下させる薬剤であり，肝臓での LDL コレステロール生合成を抑制する HMG-CoA 還元酵素阻害薬（スタチン），腸管からのコレステロール再吸収を抑制する小腸コレステロールトランスポーター阻害薬（エゼチミブ）などがある．また，EPA（エイコサペンタエン酸）はサプリメント等でも販売されているが，青魚に含まれる成分（不飽和脂肪酸）から作られた薬剤で，中性脂肪値を下げる効果と血液の粘性低下効果がある．

4 ▶ 高尿酸血症・痛風

　痛風は血液内の尿酸濃度が上昇して溶解しきれなくなり，溶けきれなくなった尿酸が結晶となって関節内に析出し，急性関節炎（結晶誘発性関節炎）を引き起こす．この急性の

関節炎の多くは誘因なく突然発症し，当該関節周囲組織の発赤・熱感・腫脹を伴い激しい疼痛を生じる．尿酸の血中濃度の上昇は，尿酸の排泄能力の低下やプリン体の摂取過剰により発生する．プリン体とはプリン骨格をもつ物質の総称で，代表的なものにアデニンやグアニンがあり，これらは生体にとって非常に重要な核酸（DNA/RNA）やアデノシン三リン酸（ATP）の原料になる．プリン体を含む物質の過剰摂取により余剰したプリン体は代謝を受けて尿酸に変換され，約75%が腎から，残りは腸管から排泄される．ただし，尿酸も水に溶解しにくい物質であるため，血中濃度が 7.0 mg/dL を超えると痛風発作の発生頻度が上昇する．また，腎では腎盂や尿管内に尿酸結晶が析出して結石を形成する可能性が高くなる．

❶ 主なプリン体

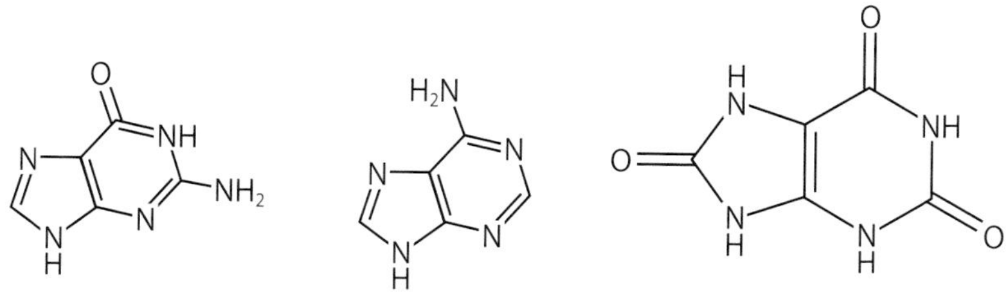

グアニン　　　　　アデニン　　　　　　　尿酸

図 7-3

❷ 診　断

血中尿酸値の正常範囲は，7.0 mg/dL 以下となっているため，これを超えた血中尿酸濃度が持続すると高尿酸血症と診断する．ただし，血清尿酸値は摂取した食事や飲酒，運動などの環境要因に大きく影響されるので，一度の検査で確定せずに，食事や飲酒を制限して空腹時採血をして高値持続を確認すべきである．

また，痛風（発作）は，高尿酸結晶が誘因となって尿酸結晶が関節内に析出して発症する結晶誘発性関節炎をいう．発作中の関節の中に尿酸結晶を認めれば痛風発作と確定診断が可能だが，高尿酸血症とともに痛風特有の症状を合併していても痛風関節炎と診断できる（表7-1）．ただし，痛風発作を生じている時には血中尿酸値が正常値まで低下していることも多いので注意を要する．

痛風発作はすべての関節で発症しうるが，足の母趾基部の関節（MP 関節）における発症が50%以上である．その他に足関節，膝関節にも好発するが，手指関節や肘関節，さらにはアキレス腱にも発生することがある．母趾 MP 関節の発症が多い原因に，心臓から遠く血流が滞りやすく，さらに足先は冷えやすくかつ歩行という動作による物理的刺激も受けるため，それらが相まって尿酸結晶の析出やそれに対する白血球の異物反応が生じやすいためと考えられている．また，皮下に尿酸結晶が析出してその周囲を肉芽組織が取り囲む痛風結節とよばれる腫瘤も発生することがあるが，その発生頻度は10%以下である．

表7-1　痛風の診断基準（アメリカリウマチ学会, 1977年）

1. 尿酸塩結晶が関節液中に存在すること
2. 痛風結節の証明
3. 以下の項目のうち6項目以上を満たすこと

　　　a）2回以上の急性関節炎の既往がある
　　　b）24時間以内に炎症がピークに達する
　　　c）単関節炎である
　　　d）関節の発赤がある
　　　e）第一MTP関節の痛風または腫脹がある
　　　f）片側の第一MTP関節の病変である
　　　g）片側の足関節の病変である
　　　h）痛風結節（確診または疑診）がある
　　　i）血清尿酸値の上昇がある
　　　j）X線上の非対称性腫脹がある
　　　k）発作の完全な寛解がある

❸ 治　療

（1）痛風発作に対する治療

　痛風発作は関節内に析出した尿酸結晶に対する関節炎発作であり，白血球の活動に伴う炎症反応である．そのため，消炎鎮痛薬（NSAIDs）が有効であり，その内服薬や外用薬で炎症を抑制する．また，コルヒチンは尿酸結晶刺激による炎症性サイトカイン生合成を抑制することで早期の痛風発作に対して有効性が認められている．発作が生じた場合にその鎮静には1週間程度を要し，その間は症状に応じて松葉杖による免荷も含めて局所の安静をはかる．

（2）高尿酸血症に対する治療（図7-4）

　痛風発作の原因は，高尿酸血症による尿酸結晶の関節内への析出であるため，尿酸値を正常値（7mg/dL以下）に下げておくことが重要である．そのため，十分な水分摂取は大切で1日2ℓ程度の水分を摂取するように心がけ，アルコールの摂取は控えめにする．また，プリン体は肝臓でも生合成されるが，食事からも摂取される．尿酸値の高い人は，プリン体を多く含む食物や飲料の摂取を減らす努力をすることが重要である．さらに血液や尿のpHが酸性に傾くと，尿酸が析出しやすくなるため，酸性食品である肉類の過剰摂取を控え，アルカリ食品である野菜類を積極的に摂取するように心がける．肥満や交感神経系の亢進は発作の誘発因子であるため，ストレスの少ない生活や適度な運動習慣も予防には重要である．

　食事療法で尿酸値が下がらない場合には薬物療法を考慮する．薬は尿酸の排泄を促す薬と尿酸の生合成を抑制する薬があり，医療機関で尿酸クリアランスを測定して尿酸産生過剰型なのか尿酸排泄低下型なのかその両方（混合型）なのかを採血と蓄尿の解析によって評価し，病態に適した薬剤を処方してもらう．合併する肥満，高血圧症，糖質・脂質代謝異常がある場合にはそちらの治療も並行して行い生活習慣の改善に努める．

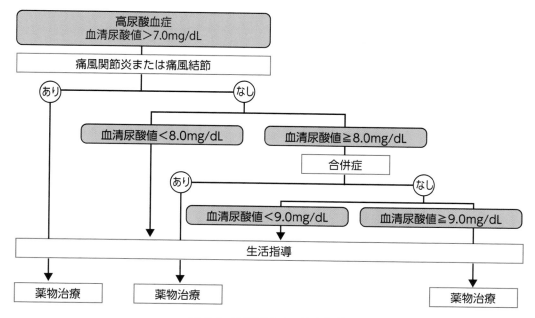

図7-4　高尿酸血症の治療指針
（日本通風・尿酸核酸学会，高尿酸血症・通風の治療ガイドライン（第3版）より）

5　高血圧症

　高血圧症は正常の血圧域を超えた高い血圧を示す疾患で，厚生労働省が発表した患者調査によると平成29年に高血圧性疾患の総患者数は994万人で増加傾向にあり，生活習慣病の中で最も罹患人口が多い．日本人は，醤油や味噌などを用いた塩分の多い食習慣を持つため血圧が高くなりやすい．WHOは1日5g未満の塩分摂取を推奨しているが，日本人はいまだに10g程度の塩分を摂っている現状にある．高い血圧は血管壁に徐々に障害を与えて動脈硬化を進行させ，脳血管疾患や心血管疾患を引き起こす原因となる．高血圧疾患の90％以上はその原因が明確でない高血圧である本態性高血圧であり，腎性高血圧などの二次性高血圧よりも圧倒的に多い．本態性高血圧は他の生活習慣病同様に遺伝的素因に生活習慣として栄養過多による肥満，運動不足，塩分過剰摂取，アルコール過剰摂取，喫煙などが複合的に合わさって発症する．

❶ 血圧の測定

　血圧はロシアの軍医ニコライ・コロトコフが発見したコロトコフ音（1905年）を聴取することで測定している．マンシェットを上腕に巻いて加圧して腕への血流を止め2mmHg/秒程度のペースでマンシェットの圧を下げていったときに，血流が再開した血管内に発生する乱流の音（コロトコフ音第1点）が聞こえ始めた時点の血圧を収縮期血圧（最高血圧），マンシェット圧がさらに低下してコロトコフ音が聴取できなくなった時点（第4点もしくは第5点）の血圧を拡張期血圧（最低血圧）として評価する．
　血圧は飲酒，カフェイン摂取，喫煙，運動，緊張などで変化するため，理想的にはこれらの影響のない時に測定する必要がある．背もたれ椅子で数分間安静座位を取り測定す

る．2回測定してその平均値をとるが，2回の測定値が大きく異なるときは追加測定する．また，診察室で医師や看護師を前にすると緊張で血圧が高く（白衣高血圧）なる人もいるため，家庭における測定値を優先する．安静時に測定することは家庭も同様であり，朝夕2回1機会でそれぞれ2回ずつ測定してその平均値をとって評価する．

❷ 診　断

　収縮期血圧（最高血圧）と拡張期血圧（最低血圧）の双方を評価して診断する．診察室血圧と家庭血圧で診断が異なる場合，診察室血圧ではなく家庭血圧を採用した際の診断を優先する．以下に2014年高血圧治療ガイドライン（日本高血圧学会）による血圧値の分類を表記する．

　高血圧と診断された場合，次にその原因を評価して二次性高血圧を除外診断する必要がある．もしも二次性高血圧と診断された場合には，その原因疾患の治療が優先される．二次性高血圧が除外された場合は本態性高血圧として治療を開始する．

表 7-2　血圧値の分類

		収縮期血圧 （最高血圧）		拡張期血圧 （最低血圧）
正常域血圧	至適血圧	< 120	かつ	< 80
	正常血圧	120〜129	かつ / または	80〜84
	正常高値血圧	130〜139	かつ / または	85〜89
高血圧	I度高血圧	140〜159	かつ / または	90〜99
	II度高血圧	160〜179	かつ / または	100〜109
	III度高血圧	≧ 180	かつ / または	≧ 110
	収縮期高血圧	≧ 140	かつ	< 90

❸ 治　療

　高血圧患者の予後は，他の生活習慣病の合併や心血管疾患や臓器障害の合併に左右されるため，それらのリスクを層別化して治療にあたる必要がある．本項では高リスク患者に対する治療方針に関しての詳細は正書に譲り，リスクの低い一般的な本態性高血圧患者に対する治療について示す．降圧目標は年齢に関係なく140/90 mmHg以下を目指す．他の生活習慣病と同様に食事療法と運動療法によって生活習慣の是正を行い，効果が不十分な場合に薬物療法を追加する．食事療法では，塩分過剰摂取の是正と肥満の改善（BMI25以下に）を目標に食事の塩分制限（6 g/日以下）と摂取カロリー制限を行う．また，野菜・果物・豆類・イモ類・海藻などのカリウムや食物繊維の多い食品を積極的に摂るようにする．アルコール摂取も1日1合以下にする．禁煙は特に重要である．運動療法は1日30〜60分程度の有酸素運動を週3回以上継続する．それでも血圧のコントロールが不十分な場合には専門医を受診して，カルシウム拮抗薬，アンジオテンシン変換酵素(ACE)阻害薬，α1遮断薬，β遮断薬，利尿薬などの降圧薬の処方を受ける．

6 ▶ メタボリックシンドローム

　内臓脂肪型肥満に高血圧，高血糖，脂質異常が複数合併する状態をメタボリックシンドローム（内臓脂肪症候群）といい，将来的な心血管疾患や脳血管疾患の原因となる．そのため，健康寿命の延伸を目標とした平成12年（2000年）に始まった健康日本21の具体的な解決目標のひとつとして，40歳から74歳のすべての被保険者・被扶養者を対象に「特定健診・特定保健指導」を実施して，メタボリックシンドロームの予防と改善に取り組んでいる．

❶ 診　断

　メタボリックシンドロームの診断は，図7-5の診断基準に沿って，①腹囲と②血糖値・血圧・脂質値の2項目を評価して行う．

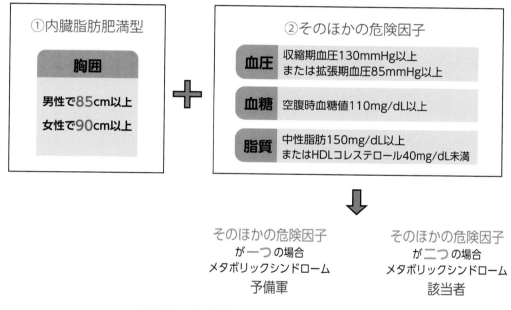

図7-5　メタボリックシンドロームの診断基準

　①の腹囲を内臓脂肪の指標として評価し，②のそのほかの危険因子である血圧・血糖・脂質のデータを生活習慣病発症のリスク状態として評価する．そのため，そのほかの危険因子（血圧・血糖・脂質）の基準値が，高血圧症・糖尿病・脂質異常症の診断基準と微妙に違っている．

❷ メタボ検診

　2008年（平成20年）から，40歳から74歳のすべての被保険者・被扶養者を対象に「特定健診・特定保健指導」（いわゆるメタボ検診）が実施されている．受診者の検診結果によって，生活習慣病の発症リスクが高い状態（メタボリックシンドロームの状態）と判断され生活習慣の改善による生活習慣病の予防効果が多く期待できる方に対して，専門スタッフ（保健師，管理栄養士など）が生活習慣を見直すサポートが行われる．

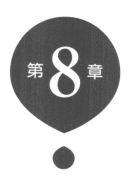

アンチ・ドーピング

1999年，国際レベルのあらゆるスポーツにおけるアンチ・ドーピング活動を促進し調整することを目的に世界アンチ・ドーピング機構 (WADA: World Anti-Doping Agency) が設立され，2001年には日本国内のアンチ・ドーピング活動のマネジメントを行う機関として日本アンチ・ドーピング機構 (JADA: Japan Anti-Doping Agency) が開設された．2003年，アンチ・ドーピングの世界統一ルールとして世界ドーピング防止規程 (World Anti-Doping Code: WADA規程) が発効した．本ルールはドーピング技術の変化などに対応して改訂を重ね，現在は2015年1月に発効した2015 Codeが最新版のルールである．アスリートはそのルールをきちんと理解して競技を行うことが求められている．

❶ ドーピングとは

スポーツ選手が薬物などの方法を使って競技能力を不正に高める行為をいう．

❷ ドーピングが禁止される理由

① アンフェア（不公平）な行為である
② スポーツの価値を損ねる
③ 選手自身の健康を害する
④ 社会悪（青少年への悪影響など）である

❸ アンチ・ドーピング規則違反となる行為

WADA規定第2条アンチ・ドーピング規則違反に規定されている．2015年の改訂で2項目が追加され，全10項目にわたる違反行為が示されている．

第2条：アンチ・ドーピング規則違反

1. 採取した尿や血液に禁止物質が存在すること
2. 禁止物質・禁止方法の使用または使用を企てること
3. ドーピング検査を拒否または避けること
4. ドーピング・コントロールを妨害または妨害しようとすること
   ※ ドーピング・コントロールとは，ドーピング検査の一連の流れのことを指す
5. 居場所情報関連の義務を果たさないこと
   ※ あらかじめ指定されたアスリートは，自身の居場所情報を専用のシステムを通して提出，更新する必要がある
6. 正当な理由なく禁止物質・禁止方法を持っていること
7. 禁止物質・禁止方法を不正に取引し，入手しようとすること
8. アスリートに対して禁止物質・禁止方法を使用または使用を企てること
9. アンチ・ドーピング規則違反を手伝い，促し，共謀し，関与すること
10. アンチ・ドーピング規則違反に関与していた人とスポーツの場で関係を持つこと

※ 正確な条文はJADA（日本アンチ・ドーピング機構）のホームページで確認すること．

❹ ドーピング検査

　ドーピング検査は，対象となる選手の血液や尿（検体）を採取して，その中に含まれる成分や代謝産物を調べることで行う．ドーピングの巧妙化によって尿検査だけでは発見しにくい違反を調査するために，血液検査を実施する頻度が高くなっている．

（1）競技会検査（ICT）と競技会外検査（OOCT）

　ドーピング検査には，競技会で実施される競技会内検査（ICT）と，検査員が選手のもとに連絡なくやって来て実施される競技会外検査（OOCT）がある．選手は試合直後に検査の通告を受け，表彰式などの特別な場合を除いて，できるだけ早期に検査室に出向くことを要請される．OOCTは，JADAまたは国際競技団体の検査対象者登録リストに登録されたトップクラスの選手が対象になる．選手が事前に申請している居場所情報を基に検査員が事前通告なく訪問し，検査を実施する．

（2）検査手順（採尿および採血）

①　採尿検査手順

　　　通告 ⇒ 出頭 ⇒ 採尿 ⇒ 分注・検体封入 ⇒ 書類作成 ⇒ 終了

②　採血検査手順

　　　通告 ⇒ 出頭 ⇒ 安静10分 ⇒ 書類作成 ⇒ 採血 ⇒ 封入 ⇒ 終了

※ 採血される腕は自分で選択．運動直後は2時間の安静が必要．

※ 選手が検査の種類（採血・採尿）を選択することはできない．

※ 検査手順の詳細は，日本アンチ・ドーピング機構（JADA）のホームページのアスリートサイト内にあるドーピング検査手順を参照のこと．

❺ 禁止される薬物や方法

　禁止物質および禁止方法は，毎年1月1日に発効される『禁止表国際基準』に記載される．内容は毎年改定されるため，参照する場合は最新のものを確認すること．禁止物質には常に禁止される薬物と競技会時のみ禁止される薬物とがある．

（1）常に禁止される薬物：筋力増強剤など

トレーニングの時に使用して筋力を不正に強くすることのできる薬類は，試合の時だけでなく，練習時も含めて常に禁止される．

（2）競技会時のみ禁止される薬物：興奮薬など

　競技会（試合）の時に服用することで競技中のパフォーマンスを向上させる可能性のある薬は，試合の時だけ使用が禁止される．

表 8-1　『禁止表国際基準』の禁止される薬物および方法の分類

常に禁止される物質	競技会時に禁止される物質
S0．無承認物質 S1．蛋白同化薬 S2．ペプチドホルモン，成長因子，関連物質および模倣物質 S3．ベータ2作用薬 S4．ホルモン調節薬および代謝調節薬 S5．利尿薬および隠蔽薬	S6．興奮薬 　　a：特定物質でない興奮薬 　　b：特定物質である興奮薬 S7．麻薬 S8．カンナビノイド S9．糖質コルチコイド
	特定競技において禁止される物質
	P1．ベータ遮断薬 　　アーチェリー・自動車・ビリヤード・ 　　ダーツ・ゴルフ・射撃・ 　　スキー／スノーボード・水中スポーツ

禁止方法（競技会外・競技会(時)にともに禁止）
M1．血液および血液成分の操作・・・吸入による酸素自体の補給は違反ではない M2．化学的および物理的操作・・・12時間あたり計100 mLを超える静脈内注射は禁止 M3．遺伝子および細胞ドーピング

❻ アスリートが気をつける必要のある主な薬物や処置

（1）風邪薬や鼻炎薬

　市販の風邪薬（総合漢方薬）には，エフェドリン，メチルエフェドリン，プソイドエフェドリンという興奮薬が含まれているものが多い．これらの薬物は S6. 興奮薬として試合時に使用を禁止されているため，競技会前と競技会中は服用を控える．アレルギー疾患に対する薬物には禁止物質である糖質コルチコイドが配合されている場合があるので注意が必要である．

（2）漢方薬

　漢方薬は動植物や鉱物をあまり手を加えずに薬用として使用するもので，禁止薬物が含まれている可能性が否定できないため，WADA/JADA は，漢方薬は使用しないように勧告している．初期の風邪に適応のある『葛根湯』や『小青龍湯』には，マオウ（エフェドリン含有）が入っているため，競技会時に使用してはいけない．，また，2017 年から附子などに含まれているヒゲナミンが興奮薬として禁止された．附子，細辛，南天などを含む漢方薬にも注意が必要である．

（3）サプリメント

　サプリメントは医薬品ではないため，すべての成分を表記する義務がなく，成分表を確認して禁止物質が記載されていなくても，禁止物質が含まれている可能性がある．筋肉増強・滋養強壮，減量・脂肪燃焼，美容・若返り，疼痛軽減・抗炎症を謳っているサプリメントには特に注意が必要である．

　JADA は，2019 年 4 月に，これまで実施してきた「JADA サプリメント分析認証プログラム」を同年 3 月 31 日をもって終了し，サプリメントに起因するドーピングリスクの低減並びに情報発信の枠組みを策定することを目的に，「スポーツにおけるサプリメントの製品情報公開の枠組みに関するガイドライン」を公表した．これによって，JADA は

サプリメントの安全認証からは完全に手を引き，これからはサプリメントの製造者や販売者がガイドラインに則った生産管理，製品分析，情報公開を行って，それぞれの責任の下にサプリメントを販売することになった．JADA は，このガイドラインは "「リスクの低減のための指標」を提供するものであって，完全なる安全を保証するものではない"としており，アスリートの体内から禁止薬物が同定されればその事実に基づいて対応する基本姿勢は変わっていない．すなわち，アスリートは "自己の体内に取り込むすべての物質の責任はアスリート個人にある" というアンチ・ドーピングルールの基本姿勢は変わらないことを認識してサプリメント等を使用すべきである．

米国のアンチ・ドーピング機関 USADA の HP にはサプリメントの安全性に関するコンテンツ『Supplement411』があり，禁止物質を含むサプリメントのデータベース「High Risk List」が掲載されている．そのリストの閲覧には簡単なユーザー登録が必要であるが，米国製品のサプリメントの安全性を調べる場合には有効な手段のひとつである．

（4）外用薬

外用薬の中に禁止物質を含んでいる製品がある．貼布タイプの喘息薬や禁止物質のタンパク同化薬（男性ホルモン）が含まれている増毛剤の使用で違反に問われたケースがある．

（5）静脈注射・点滴

禁止物質を含まなくても 1 回量が 100 mL を超える量あるいは 1 回量が 100 mL 以内でも 12 時間以内に繰り返す静脈内注入は禁止されている．ただし，"入院設備を有する医療機関での治療およびその受診過程，外科手術，または臨床検査のそれぞれの過程において正当に行われるもの" は禁止ではない．

❼ 禁止物質を使用しないために

薬の服用の最終的な責任は選手本人とされる．誤って禁止物質を服用しないように，病院で治療を受けるとき，薬局で薬を購入するときには以下のことに注意する．

（1）医療機関で医師から薬を処方してもらうとき

ドーピング検査を受ける可能性があるアスリートであることを医師に伝えて，禁止物質の含まれない薬を処方してもらう．これは選手の義務であることが，2015 Code で明確にされている．

（2）薬局で薬を買うとき

スポーツファーマシスト（少なくともドーピングの知識のある薬剤師）が駐在する薬局で，ドーピング検査を受ける可能性があることを伝えて薬を購入する．

❽ 禁止物質を使用せざるを得ない場合の特例：治療使用特例 (TUE)

選手が病気などの治療のために特定の禁止物質・禁止方法を使用せざるを得ない場合に，競技者が事前に申請して審査で認められれば使用が許可され，これを治療使用特例 (TUE: Therapeutic use exemption) という．

TUE 申請例：糖質コルチコイド（経口）・気管支喘息薬・インスリンなど

TUE 申請の流れ：

申請：承認が必要な日の 30 日前までに申請書提出する

申請書式：TUE 申請書 ＋ 確認書 ＋診断根拠を客観的に証明する書類

　　　　TUE 申請の審査：JADA-TUE 委員会（医師 3 名以上）で審査される

　　　　有効期間：診断の確実性や想定される治療機関によって決定される

※ 詳細は，JADA（日本アンチ・ドーピング機構）のホームページで確認すること

　年々巧妙化するドーピング行為を取り締まるため，アンチ・ドーピングルールは毎年改定される．そのため，常に最新のルールを確認しておく必要がある．検査を受ける可能性のあるアスリートとその指導者や関係者は，所属する競技団体が実施するアンチ・ドーピング講習会に参加するなどして細心の注意をはらう必要がある．2021 年度からは新たな WAD Code（World Anti-Doping Code）2021 が公表される予定であり，現在そのヒアリングや策定が進んでいる．

索　引

外国語

日本語

編著者略歴

北條 達也（ほうじょう たつや）

昭和63年 3 月	京都府立医科大学医学部卒業・同大学整形外科学教室入局
平成 6 年 3 月	京都府立医科大学 大学院 修了
平成 6 年 4 月	京都第一赤十字病院 整形外科 医員
平成 9 年 4 月	明治鍼灸大学（現明治国際医療大学）鍼灸学部 講師
平成11年 4 月	同 准教授
平成16年 1 月	京都府立医科大学大学院医学研究科 運動器機能再生外科学（整形外科）講師
平成18年 4 月	京都府立医科大学附属病院 リハビリテーション部 講師（兼務）
平成20年 4 月	同志社大学 スポーツ健康科学部 スポーツ健康科学科 教授
平成22年 4 月	同志社大学大学院 スポーツ健康科学研究科 教授

現在に至る

図解スポーツ健康科学入門

2020 年 4 月 20 日　第 1 版第 1 刷 ©

編　著	北條達也　HOJO, Tatsuya	
発行者	宇山閑文	
発行所	株式会社 金芳堂	
	〒 606-8425 京都市左京区鹿ヶ谷西寺ノ前町 34 番地	
	振替　01030-1-15605	
	電話　075-751-1111（代）	
	https://www.kinpodo-pub.co.jp/	
組　版	株式会社 グラディア	
印刷・製本	モリモト印刷株式会社	

落丁・乱丁本は直接小社へお送りください．お取替え致します．

Printed in Japan
ISBN978-4-7653-1824-2